临证钩沉
——陈树真临证经验辑要

名誉主编　解庆凡

主　　编　董润之　周奎龙　张增建

全国百佳图书出版单位
中国中医药出版社
·北 京·

图书在版编目（CIP）数据

临证钩沉：陈树真临证经验辑要 / 董润之，周奎龙，张增建主编 . -- 北京：中国中医药出版社，2024. 12（2025. 3重印）

ISBN 978-7-5132-6657-4

Ⅰ . R249.7

中国国家版本馆 CIP 数据核字第 2024H6X677 号

中国中医药出版社出版

北京经济技术开发区科创十三街 31 号院二区 8 号楼

邮政编码　100176

传真　010-64405721

北京盛通印刷股份有限公司印刷

各地新华书店经销

开本 880×1230　1/32　印张 5.125　字数 153 千字

2024 年 12 月第 1 版　2025 年 3 月第 2 次印刷

书号　ISBN 978 – 7 – 5132 – 6657 – 4

定价　25.00 元

网址　www.cptcm.com

服务热线　010-64405510

购书热线　010-89535836

维权打假　010-64405753

微信服务号　zgzyycbs

微商城网址　https://kdt.im/LIdUGr

官方微博　http://e.weibo.com/cptcm

天猫旗舰店网址　https://zgzyycbs.tmall.com

如有印装质量问题请与本社出版部联系（010-64405510）

序　言

　　中医药是我国优秀传统文化的瑰宝，是中国特色医药卫生事业的重要组成部分。千百年来，中医药为中华民族的繁衍昌盛作出了卓越贡献。

　　燕赵大地自古人杰地灵，名医辈出；燕赵医学源远流长，学术流派精彩纷呈。医经学派、河间学派、易水学派、中西汇通学派皆源于燕赵大地，在中医药学发展史上留下了浓墨重彩的一笔。邢台市地处河北省南部，太行山脉南段东麓，华北平原西部边缘，作为医宗扁鹊的行医圣地和扁鹊文化的发祥地，具有深厚的中医药文化底蕴和坚实的中医药产业发展基础。邢台市人民医院始建于1945年，回顾其建院80年的发展历程，始终与我国中医药事业同步发展。邢台市人民医院中医科有着深厚的文化底蕴和厚重的技术积淀，贾璞斋、张从善、葛修礼等先辈医术精湛，疗效卓著，饮誉邢襄大地。陈树真主任为第五批全国老中医药专家学术经验继承工作指导老师、首届河北省名中医、第三批河北省老中医药专家学术经验继承工作指导老师，有着深厚的中医理论知识和丰富的临床实践经验，善用经方、时方治疗内科常见病、多发病及疑难重症，屡起沉疴。

　　党中央、国务院高度重视中医药发展，将传承创新发展中医药定位为新时代中国特色社会主义事业的重要内容。《"十四五"中医药发展规划》提出，要加强对名老中医学术经验、老药工传统技艺等的活态传承。此时总结整理陈树真主任的学术经验适逢其时。本书由陈树真主任门下弟子将其生前诊疗病例整理编撰而成，内容力求翔实，以充分体现其治病特色，集中反映其学术思想。开卷者若能潜心研究，必能领会其精髓，汲取所长，为己所用，大获裨益。愿本书的出版能进一步促进岐黄薪火传承，中医学术发展；愿我院中医药事业赓续创新，更好地造福于民。

第六批全国老中医药专家学术经验
继承工作指导老师、河北省名中医解庆凡
2024 年 9 月

前　言

众所周知，中医师承教育作为千百年来中医药人才培养的主要模式，在传承中医药学术思想、临床经验和技术专长等方面一直发挥着不可替代的作用。随着陈树真老师的离世，作为弟子的我们深深感受到及时整理、出版老师学术经验的重要性和紧迫性。我们认为整理、继承、发扬陈树真老师的学术思想和实践经验也是服务于中医药振兴发展的具体举措。

陈树真老师是第五批全国老中医药专家学术经验继承工作指导老师、首届河北省名中医、第三批河北省老中医药专家学术经验继承工作指导老师。陈树真老师出身中医世家，自幼酷爱中医，师承河北名医贾璞斋先生，熟读经典，崇尚经典，善用经方治病。陈树真老师从事中医临床工作五十余年，医德高尚，医理精博，医术精湛，学术思想鲜明，是名副其实的中医传人，是中医事业的拥护者和捍卫者。

本书对陈树真老师的临床经验及学术观点进行整理，分为四章：第一章学术思想，主要介绍陈树真老师对中医理论的发挥与运用；第二章临证医论，主要介绍陈树真老师诊治内科杂病的临床经验；第三章医案辑要，主要介绍陈树真老师临床诊治的典型病案，案例不同，思路有别，充分体现了中医辨证论治的精髓；第四章医门传薪，主要介绍陈树真老师的学生对其学术经验的继承及总结。这些经验都是陈树真老师五十余年临证的结晶，书中记载的方剂都经过临床实践验证、增损、凝聚而成的，用之鲜有不验者。

由于编者学识谫陋，本书难免有所疏漏，恳望广大读者、专家提出宝贵意见，以便再版时修订提高。

本书编写组
2024 年 6 月

医家简介

陈树真（1948—2019），男，回族，河北省邢台市人，邢台市人民医院中医科原主任，曾任人民政协邢台市第九届常务委员、河北省中医药学会第五届理事、河北省中医药学会疑难病专业委员会副主任委员、国家中医药管理局全国中医胆石病医疗中心理事、中国抗癌协会会员，被评为第五批全国老中医药专家学术经验继承工作指导老师、首届河北省名中医、第三批河北省老中医药专家学术经验继承工作指导老师、河北省有突出贡献中青年专家、河北省抗击非典先进个人、河北省原卫生厅行风建设先进个人、首届邢台市名中医、邢台市人民医院名医、邢台市劳动模范等。

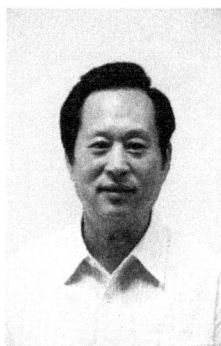

陈树真出身中医世家，幼承庭训，授业于河北名医贾璞斋先生，曾先后到原天津中医学院附属医院、原重庆市中医研究所深造学习，具有深厚的中医理论基础、丰富的临床实践经验，善用经方、时方治疗各种内科常见病、多发病及疑难重症，屡起沉疴。担任中医科主任期间，陈树真不断学习新理论、新方法，及时掌握医学进展的新信息、新动态，指导临床工作，多次组织指挥大型抢救，成功抢救急性心力衰竭、急性心肌梗死、消化道出血、失血性休克、脑出血、脑梗死、混合性卒中、急性肾衰竭、休克、肺性脑病、流行性出血热等危急重症，扭转了"中医只能治慢性病，不能治急症"的刻板印象。在院领导的支持下，陈树真对科室实施严格管理，大胆创新，锐意改革，迅速挽救了濒临解散的中医科，并使中医科在医院内部保持了较强的竞争力。陈树真在完成临床、管理工作的同时，积极开展科研工作，主持的"胆乐康胶囊、胆舒煮散临床试验研究"在 1992 年获河北省科技进步三等奖,"宫血平治疗功能性子宫出血临床试验研究"在 1997 年获邢台市科技进步一等奖、河北省科技进步三等奖,"心泰胶囊治疗冠心病、心绞痛临床试验研究"在 1998 年获河北省科技进步三等奖。陈树真先后在国家级、省级杂志发表论文十余篇,其中《胆乐康胶囊、胆舒煮散治疗胆系结石排石、溶石疗效分析》被世界传统医学优秀成果大奖赛评为优秀论文。

目　录

第一章

学术思想

燮理阴阳，明辨五行

一、燮理阴阳

人体健康的根本在于阴阳平和，气血调畅，五脏安和，卫外固密，精神内守。人体疾病的发生在于阴阳失调，气血失和，五脏不能协调一致。《素问·阴阳应象大论》云："善诊者，察色按脉，先别阴阳。"陈树真在诊治疾病时非常重视阴阳，认为诊断需要区分阴阳，治疗时更应以阴阳为本，阴病治阳，阳病治阴，扶阴抑阳，扶阳抑阴，阴中求阳，阳中求阴。正如《景岳全书》所说："善补阳者，必于阴中求阳，则阳得阴助而生化无穷；善补阴者，必于阳中求阴，则阴得阳升而泉源不竭。"如高热休克的患者可出现四肢冷凉，就是阳盛转阴、阴阳失衡的例子。治疗此类患者可采用温阳的药物纠正阳虚的状态，以达到阴阳平和，使疾病告愈。

二、明辨五行

五行之间相生相克，协调一致，维持动态平衡。五脏配五行，五脏同样如此。心、肺、脾、肝、肾互相联系，共同完成人体的气机升降，维持人体正常生命活动。五脏之间的动态平衡被打破，人体就会发生疾病。这就需要用药物等手段纠正五行的偏颇，恢复其正常联系。如肝火太盛，木火刑金，就会引起咳嗽、胸痛等症，治疗时采用清肝降肺法，以平抑肝木为主，辅以肃降肺气以平息肝火；又如肺痨患者可采用培土生金法治疗，使脾胃健旺，体质增强，从而改善患者肺部症状；又如滋水涵木法治疗阴虚火旺的眩晕，方剂如滋水清肝饮，通过养肾阴、抑肝木，而达到治疗疾病的目的。

熟谙医理，精于辨证

医理的含义很广，包括生理、病理、舌理、脉理，以及病家之心理。治病不外乎理，推理及病，因病施治，这是中医的基本观念。医理不明则无法可施、无药可用，医家必须领悟每个疾病的病因病机，详察症状、舌苔、脉象等，为辨证论治提供依据。理论来自实践，实践即多读、多听、多看、多问、多临床。只有明病因，知病情，辨证准，选方良，用方精，方能取得桴鼓之效。反之，不知病因，不知症状，辨证不准，用药无章法，则临证如盲人摸象，无从下手。

重视四诊，辨明主次

一、重视四诊

四诊不全，舌象不明，直接影响辨证施治。陈树真特别重视问诊，正如《景岳全书·十问》所言："十问者，乃诊治之要领，临证之首务也。明此十问，则六变具存，而万病形情俱在吾目中矣。"问诊宜细，指临床采集病史要认真仔细，要注意到症状自身特点和患者的描述用语之间的差异。只有这样才能明察秋毫，为辨证分析提供可靠的临床资料，否则可能忽视关键的症状或体征，得出不适当的结论。陈树真十分重视四诊合参，认为不能忽视舌象及脉象的作用。脉象直接反映人体气、血、阴、阳、寒、热；舌诊反映病势之进退，在诊治热病时尤为重要，应注意舌苔厚、腻、润、燥的变化。叶桂在《外感温热篇》中特别强调察舌、验齿对于诊断病情及把握病势进退的重要性。

二、辨明主次

人体发生疾病时，证候往往十分复杂，甚至几个证型交互并现。陈树真认为，辨证时应分清主证和次证，要主次证分明；治疗时则以解决主证为主，主证解决，次证就会迎刃而解。主次证不分，就会开出大处方，君、臣、佐、使不明，治疗无侧重点，效果不会很理想。如使用桂枝汤时，只要患者具备汗出、发热、恶风的症状，就可以大胆应用桂枝汤，患者服药后其他症状会随即解除。

审证求因，精研方药

一、审证求因

陈树真常仔细询问患者病史、病因及诊治经过，参考他医之成功及失败经验，并仔细搜集四诊有关资料，为辨证论治提供依据。如某患者，女，58岁，四肢麻木，手脚凉，他医用阳和汤治疗后诸症不解。陈树真经询问发现其有生气史，又见胸闷、气短症状，故选用柴胡四逆汤加青皮、郁金、羌活，药后患者症状明显缓解。

二、精研方药

陈树真非常重视临证选方用药，认为用药不宜过多，贵在对证。患者服用药物、剂型过多，常会影响其脾胃运行气血的功能，不利于疾病康复。叶桂有"多药胃伤"之戒语，值得后人深思。陈树真临证时喜欢应用经方，认为经方配伍精确，君、臣、佐、使明确，组方科学严谨，疗效极佳，有助于提高临床疗效。若经方不能解决问题，陈树真常在经方基础上进行加减。在药物用量方面，陈树真认为不应盲目应用大剂量，须认真研究中药组方配伍，有些方轻灵平淡，用药讲究，疗效极佳，可谓"轻中有巧，平中有奇"，有"四两拨千斤"之效。

寒热当知，虚实当辨

一、寒热当知

寒热是辨别疾病性质的两纲，是用以概括机体阴阳盛衰的两类证候，包括寒热错杂（上热下寒、里热外寒）、寒热转化（先寒后热、先热后寒）、寒热真假（真热假寒、真寒假热）等。寒热辨证是立法处方用药的重要依据，治法上也有寒者热之、热者寒之的不同。如外感患者，当首辨风寒、风热、外寒内热等病性，再根据患者证候特点辨证论治，灵活选用疏风散寒、清热解表诸法。陈树真指出，只有辨明寒证、热证、寒热真假，选方用药才能有法可依。

二、虚实当辨

临证需分清虚实，虚证宜补，实证宜泻，只有辨证准确才能攻补适宜，从而避免虚虚实实的错误。虚证是气虚、血虚、津液不足，气虚是中气不足还是元气亏虚；实证是经络不通之实，还是脏腑之实，如阳明病是阳明经热（大热、口大渴、大汗出、脉洪大）还是阳明腑实（痞、满、燥、实）等，都应一一辨明。陈树真非常重视寒热虚实辨证，认为只有抓住疾病辨证的纲领，才能有效地辨证论治。

斡旋气机，通畅经脉

一、斡旋气机

气机通过升降出入维持着人体脏腑正常的功能。人体上、中、下三焦相互关联，密切协作。中焦是人体气机的枢纽，脾主升，胃主降，脾为阴土，胃为阳土，脾胃共同完成中焦气机的升降。此外，肺气的宣发与肃降、肝气的疏泄和生发、肾气的摄纳等都对人体的气机升降产生重要影响。气机升降失常，人体就会发生疾病，故治疗时要调整人体气机，使气机升降正常而疾病自然康复。如中医认为肠梗阻多为腑气不通所致，故治疗选用大承气汤通腑泄浊，在此基础上再加升麻、羌活，以降为主，以升为辅，使清气得升，浊阴得降，升降相因则疗效显著。

二、通畅经脉

血脉畅通条达，营养物质才能疏布全身，四肢百骸才能得到濡养，机体才能正常发挥功能。气为血之帅，血液的正常运行有赖于气的推动。如机体出现气虚、气滞、气陷等病变，血脉推动无力，经脉失养，脏腑失润，出现各种出血性疾病。另外，津液不足、血脉瘀阻等均可导致脉络不通，影响气血的运行。

三、重视大气下陷

现代社会竞争激烈，人们工作生活压力明显增加，久则耗伤人体气血，临床常见大气下陷证。如某患者，女，50岁，胸闷，自觉气不接续，乏力，气短，懒言，心电图正常，胸部 X 线检查未见异常，亦无其他阳性体征，舌淡，边有齿痕，苔薄白，脉虚弱。陈树真将其诊断为中气不足、大气下陷证，用张锡纯之升陷汤加减治疗。患者服药 5 剂后症状减退，继而调理月余而愈。

重视阳气，以助气化

中医理论认为，阳气对维持人体正常功能起着主导作用，阳气不足则会引发疾病。《素问·生气通天论》云："阳气者，若天与日，失其所，则折寿而不彰，故天运当以日光明。是故阳因而上，卫外者也。"阳主动，主气化，主功能活动。五脏均有阳气，即心阳、肺阳、脾阳、肝阳、肾阳，在五脏功能发挥中各起着重要作用，共同维持着人体的生命活动。若久病、过用苦寒药物、贪凉冷饮、过度劳累等均可导致阳气不足，进而引起相应脏腑功能异常，导致多种疾病的发生。如水液代谢由肺、脾、肾共同维持，尤其以肾阳为主。肾为先天之本，肾阳在人体阳气中占重要地位。肾为水脏，赖相火鼓动，肾阳充足则水液代谢正常，若阳气不足，水湿内停，出现水肿疾患；水饮上泛凌心，则出现水肿、胸闷、气短，心力衰竭、肾衰竭等疾病均属此类。临床治疗此类疾病时应遵循"壮水之主，以制阳光；益火之源，以消阴翳"的原则，调和阴阳以疗疾。

病证相参，中西互用

陈树真认为中医精于气化而粗于形质，而西医则精于形质的解剖，中西医各有优势，只有取长补短才能取得更好的临床疗效。现代中医在临床诊治疾病时，应明确疾病的西医诊断及治疗方法，从而对疾病的发生、发展、转归等有更全面的认识，有利于选择最佳治疗方案。现代医学检验技术可以丰富中医的诊察手段，从而弥补传统四诊的不足，如 B型超声检查、计算机体层成像等技术可以用于观察人体脏器的内部结构及异常情况，电子内镜技术可以直接观察脏器内腔的病变，如炎症、溃疡、息肉、肿瘤等，以上诊断技术均可以视作中医望诊的扩展。此外，各种实验室检查可以提供丰富的生化和形态学信息，弥补了中医单纯依靠患者自觉症状的改善以及舌脉象的改变来判断疗效的不足。"病证相参，中西互用"，西医诊疗技术可以辅助中医实践，提高中医临床疗效，从而更好地发挥中医的优势。然而，陈树真临证处方并不完全依赖各种理化检查结果，对于存在检查结果异常而无明显症状的患者，多着眼于疾病诊治过程及患者舌脉象，从中探寻疾病的病机并选方用药。陈树真指出，中医人要以传承和发展中医为己任，临证时应坚持"先中后西，中西并用，中医为主，西医为辅"的原则，从而更好地发挥中医治愈疾病的作用。

把握病情，调节情志

陈树真特别重视情志精神因素在疾病发生发展过程中的作用。《素问·举痛论》中有"百病生于气也，怒则气上，喜则气缓，悲则气消，恐则气下，寒则气收，炅则气泄，惊则气乱，劳则气耗，思则气结"的论述，指出七情太过会导致疾病的发生。随着现代社会高速发展，人们生活节奏加快，工作压力加大，更容易产生抑郁、焦虑等负面情绪。当七情超过人体的自我调节能力时，就会引起各种精神心理疾病，或其他伴有精神行为症状的疾病，或表现为亚健康状态，临床常见症状包括失眠、多梦、抑郁等。

临床医家治疗此类疾病应将心理疏导和药物治疗并重，尤其应重视心理疏导的作用，尽可能对患者进行心理疏导和安慰。调节情志重在调肝气，肝属木，性喜条达，主疏泄，能维护人体的正常气机升降活动。

陈树真常用清肝、柔肝、疏肝、调肝、化瘀等方法，旨在调肝气、养心血、安神志，常用药物包括柴胡、紫苏梗、绿萼梅、佛手、玫瑰花、木蝴蝶、预知子等，常配伍合欢花、百合。合欢花性平味甘，功专宁心悦志、解郁安神，《神农本草经》谓其能"安五脏，利心志，令人欢乐无忧"；百合性凉味甘、微苦，能益气养心开郁，刘若金《本草述》曰："百合之功，在益气而兼之利气，在养正而更能去邪。"总之，陈树真认为，畅情志、悦心志有利于疾病康复，提高疗效。

未病先防，欲病早截

陈树真非常重视疾病的预防，早在《黄帝内经》中就有："圣人不治已病治未病，不治已乱治未乱"的说法；张仲景在《金匮要略》中有"夫治未病者，见肝之病，知肝传脾，当先实脾，四季脾王不受邪，即勿补之。中工不晓相传，见肝之病，不解实脾，唯治肝也"的描述；孙思邈在《千金要方·诊候》中说："上医医未病之病，中医医欲病之病，下医医已病之病。"由此不难看出，中医很早就有治未病的观念。未病先防，使人少生病；欲病先截，防止疾病发生传变，以此达到健康长寿。现在社会上流行的冬病夏治法也可视作未病先防的实例，如在夏至前后行穴位贴敷治疗慢性支气管炎、变应性哮喘，达到缓解症状、减少复发的目的。陈树真在治疗麻疹初起时，常在应用荆芥、防风、蝉蜕、葛根等疏风解表药基础上加入黄芩、鱼腥草、板蓝根、大青叶等清热解毒之品，以防止病邪由表及里的传变，进而预防麻疹肺炎，达到欲病早截的目的。

权衡标本，法活机圆

陈树真治病注重权衡标本、主次、先后，认为要有针对性地进行治疗，才能提高疗效。某些慢性病症状复杂，兼夹症繁多。针对此类疾病，陈树真认为更应辨明其标本主次，使纲举目张，治疗时才能有的放矢。例如，慢性肾功能不全患者多见水肿、恶心、呕吐、胸腔积液、腹水等症状，主要病机为阳虚水泛，浊毒内蕴，阳虚则气化无力，不能运化水湿，膀胱气化不利，导致水饮内停，浊毒内蕴，治疗应以助阳补肾健脾为主，使气化恢复，水液运行正常，则浊毒自清。

审时度势，法贵权变

中医治病讲究辨证施治，因时、因地、因人而异，根据具体情况采用不同治疗方法。中医治病更讲究悟性、灵感，强调知常达变。知常达变是中医临证要诀，每位患者的病情既与同类疾病患者存在共性，又因其致病原因及体质状况等诸多因素的不同而具有个性，即特殊性。陈树真强调，医者应在掌握疾病共性的基础上，对其特殊性加以细心观察研究；对一些常法治疗乏效的病例，应考虑灵活变通，能够审时度势，随机应变，以提高临床疗效。病有寒热虚实之分，证有阴阳错杂之变，临证时既有常法之策，更有变法之治，若不能见微知著，举一反三，则易辨证失误。尤其是某些急性病的病势瞬息万变，更要看清病态发展，提高对疾病演变规律的认识，采取正确处理方法，方能使病情转危为安。

第二章

临证医论

第一节　肺系疾病辨治体悟

中医认为肺主气，司呼吸。《素问·五脏生成》记载："诸气者皆属于肺。"《素问·六节藏象论》曰："肺者，气之本。"肺主呼吸之气和一身之气，开窍于鼻，外合皮毛，与自然界息息相通。肺在五行中属金，在志为忧，在味为辛。《素问·痿论》谓："肺者，脏之长也。"肺居胸中，覆盖于五脏六腑之上，有华盖之称；肺又能行水，为水之上源，主宣发肃降，通调水道，下输膀胱。清·叶桂《温热论》曰："温邪上受……首先犯肺。"肺为娇脏，不耐寒热，故外感六淫之邪极易从口鼻或皮毛而入侵犯肺脏。此外，他脏之病也常常累及肺脏，故《素问·咳论》中有"五脏六腑皆令人咳，非独肺也"的论述。中医学的肺系疾病包括西医学的上呼吸道感染、急慢性支气管炎、肺炎、哮喘、肺气肿、肺源性心脏病、肺不张、支气管扩张、肺脓肿、肺坏疽、肺癌、结核性胸膜炎、急慢性呼吸衰竭等多种疾病。

陈树真基于其五十余年临床经验，提出宣、降、清、化、开、合、补、温的治肺八法。宣法，即宣发肺气、宣散风热；降法，即肃降肺气；清法，即清热化痰、清热养阴；化法，即化痰、化浊、化瘀；开法，即开皮毛、开腠理、开肺气；合法，即聚合、收敛肺气；补法，即补肺气、补肺阴；温法，即温肺散寒。

一、感冒

感冒又称伤风、冒风、冒寒等，为临床常见疾病。感冒之名见于《仁斋直指方·诸风》。明·杨士瀛在论述参苏饮功效时指出："感冒风邪，发热头疼，咳嗽声重，涕唾稠黏。"《素问·骨空论》言："风从外入，令人振寒，汗出头痛，身重恶寒。"明·龚廷贤在《万病回春·伤寒·附伤风》中提出："四时感冒风寒者，宜表解也。"清·叶桂在《温热论》中提出："盖伤寒之邪，留恋在表，然后化热入里。温邪则热变最速，未传心包，邪尚在肺……在表初用辛凉轻剂。"感冒为外感性疾病，多因风邪袭表、卫外不固、肺气失宣所致，故临床上多用升散轻扬之药以疏散风邪。临床上根据风寒、风热感冒之不同，可分别选用辛温、辛凉之品治之。此外，还要结合患者体质之强弱，灵活辨证。因感冒病位在上焦，故药物的用量不宜过重，此即吴塘所谓"治上焦如羽，非轻不举"之意。

（一）风寒感冒

1. 表实证

临床表现：发热，恶寒，头痛，关节、肌肉酸痛，无汗，鼻塞，喷嚏，流清涕，咳嗽，咳吐白痰，口不渴或喜热饮，脉浮或浮紧。

辨证探要：风寒外侵，肌表受邪，卫阳被遏，腠理闭郁，故发热、恶寒。风寒外袭，阳气不伸，营阴郁滞，则头痛、骨节、肌肉酸痛。肺气失宣，窍道不利，则咳嗽、喷嚏、鼻流清涕。苔白，脉浮紧均为风寒犯表之征象。

治法：辛温宣肺散寒。

处方：葱豉汤、荆防败毒饮、麻黄汤。

2. 表虚证

临床表现：发热，汗出，恶风，头痛，鼻塞，干呕。

辨证探要：外邪袭表，卫阳抗邪于外，邪正交争，故发热。卫外不固，营不内守，故汗出。营卫不和，故恶风、头痛。肺开窍于鼻，外邪袭表，肺气不利，故鼻塞。外邪犯胃，胃气上逆，故干呕。

治法：解肌祛风、调和营卫。

处方：桂枝汤。

（二）风热感冒

临床表现：发热重，恶寒轻，身有微汗，咳嗽，咳吐黄痰，咽部红肿、疼痛，鼻塞、流黄涕，口渴，苔薄白微黄，舌边尖红，脉浮数。

辨证探要：风为阳邪，易从热化，风热郁于肌表，腠理不固，故发热、恶寒、身有微汗。肺气失宣，故咳嗽。风与热合，熏蒸咽喉，故咽部红肿、疼痛、鼻塞、流黄涕。脉浮者为风，数者为热。苔薄白微黄，舌边尖红均为风热犯表之征象。

治法：疏风清热解表。

处方：轻者用桑菊饮，重者用银翘散。

（三）暑湿感冒

临床表现：发热，微恶风寒，身热不扬，汗出热不解，肢体沉重，口黏，或有胸闷脘痞，腹胀便溏，苔黄腻，脉濡数。

辨证探要：暑热之季，天暑下迫，地热上蒸，若人贪凉饮冷以图一时之快，则易冒受暑湿之邪而发病。暑多夹湿，其性黏滞，郁于卫表，故身热不扬，汗出而热不解。暑湿夹寒，郁遏卫阳，阳气不申，故肢体沉重、疼痛。暑湿困脾，气机不畅，则胸闷脘痞，腹胀便溏。舌脉表现为苔黄腻，脉濡数。

治法：清暑祛湿解表。

处方：新加香薷饮合藿朴夏苓汤加减。

二、咳嗽

咳嗽是肺系疾病的主要症状之一，属于保护性呼吸反射活动，通过咳嗽将痰液或异物排出体外，使气道通畅，恢复正常的生理功能。咳和嗽是两类症状，有声而无痰谓之咳，有痰而无声谓之嗽，有声有痰谓之咳嗽。中医将咳嗽分为外感咳嗽和内伤咳嗽两类，外感咳嗽主因感受六淫之邪，加之环境污染、气候异常变化、过敏原刺激等因素，从口鼻或皮毛而入，导致肺气被郁，肺失宣发，上逆而咳；内伤咳嗽为他脏有疾损及肺脏，使肺的宣发肃降功能失常，发为咳嗽，故临证时要注意区分二者之差异。此外，问诊时要注意询问患者咳嗽发生的原因、时间、频率、音调，痰的颜色、气味、性状及痰量的多少，同时要注意咳嗽的伴随症状，结合舌脉进行辨证。

（一）外感咳嗽

1. 风寒咳嗽

临床表现：发热，无汗，恶寒，头身疼痛，骨节疼痛，流清涕，咳嗽有白痰，苔薄白，脉浮紧。

治法：疏风散寒，宣肺止咳。

处方：杏苏饮、止嗽散加减。

2. 风热咳嗽

临床表现：发热重，恶寒轻，身有微汗，咽痛，舌边尖红，咳嗽，咳吐黄痰，苔薄黄，脉浮数。

治法：疏风清热，宣肺止咳。

处方：桑菊饮加减。

3. 风咳

临床表现：咽痒，咳嗽，呛咳难止，遇风、寒、雾霾天或异味刺激后发作频繁，无痰或有少许痰液，咽部红肿、疼痛症状不明显。

辨证探要：肺为清虚之脏，不耐寒热。咽喉为肺之门户，风邪入侵，咽喉首当其冲，故而咽痒，继而肺失宣肃，发为咳嗽。

治法：祛风止咳。

处方：止嗽散、芍药甘草汤加减。

4. 燥咳

临床表现：咽干，咽痒，干咳无痰或少痰，口鼻、咽部发干。

治法：润燥止咳。

处方：桑杏汤加减。

（二）内伤咳嗽

1. 痰湿咳嗽

临床表现：咳嗽频作或反复发作，痰多而稠，或伴有胸闷脘痞，乏力，纳少，苔白腻或黄腻，脉濡滑。

辨证探要：脾为生痰之源，肺为贮痰之器，脾虚失于运化则聚湿生痰，上渍于肺，郁遏肺气，肺失清肃，故生咳嗽。

治法：燥湿化痰、理气止咳。

处方：二陈汤合平胃散加减。

2. 痰热咳嗽

临床表现：咳嗽，频频咳吐黄痰，胸闷气喘，往往伴有腹胀、便秘，苔薄黄腻或厚腻，脉滑数。

辨证探要：患者素有慢性支气管炎、慢性阻塞性肺疾病等痼疾，肺失清肃，痰郁化热，痰热阻肺，气道不畅，故见咳嗽、咳吐黄痰，苔薄黄或厚腻、脉滑数均为痰热壅肺之征象。

治法：清热肃肺，化痰止咳。

处方：清肺化痰汤加减。

3. 阴虚咳嗽

临床表现：干咳，口干咽燥，痰少白黏，手足心热，盗汗，舌尖红少苔，脉细数。

辨证探要：肺阴亏虚，虚热内灼，肺失润降则干咳。阴虚肺燥，津少不能濡润气道则口干咽燥。阴虚火旺，迫津外泄，故见盗汗、手足心热、午后潮热。舌尖红少苔，脉细数均为阴虚内热之征象。

治法：养阴清热，润肺止咳。

处方：沙参麦冬汤或百合固金汤加减。

4. 肝火咳嗽

临床表现：咳嗽，气道有气上冲感，咳时面赤，胸胁胀痛，口干苦，甚至咳血，苔薄黄，脉弦数。

辨证探要：肝气郁结，木火刑金，肺失肃降，气逆作咳，故咳时面赤、口苦咽干；肝经布两胁，上注于肺，故而出现咳时胸胁胀痛；苔薄黄、脉弦数均为肝火犯肺之证。

治法：清肺泻肝，止咳化痰。

处方：黛蛤散合泻白散加减。

三、哮病

哮病是一种发作性的痰鸣气喘疾患，以发作时喉中哮鸣有声，呼吸气促困难，甚则喘息不能平卧为主要表现。《黄帝内经》称本病为"喘鸣""喘呼""喘喝"。《素问·太阴阳明论》言："故犯贼风虚邪者，阳受之……阳受之则入六腑……入六腑则身热不时卧，上为喘呼。"《金匮要略·肺痿肺痈咳嗽上气病脉证治》中的"咳而上气，喉中水鸡声，射干麻黄汤主之"及"咳逆上气，时时吐浊，但坐不得眠"即是对哮病临床特点及治疗方法的描述。《丹溪心法》始以"哮喘"作为独立的病名。朱震亨认为本病以痰为主，提出"未发以扶正为主，既发以攻邪气为急"的治疗原则。虞抟在《医学正传》中对哮与喘作出了进一步区分："喘以气息言，哮以声响言。又喘促而喉中如水鸡声者谓之哮，气促而连续不能以息者谓之喘。"

（一）发作期

1. 热哮

临床表现：气粗息涌，喉中哮鸣，胸高胁胀，咳呛阵作，咳痰色黄或白，黏浊稠厚，排吐不利，烦闷不安，汗出，面赤，口苦，口渴喜饮，舌质红，苔黄腻，脉弦滑或滑数。

治法：清热宣肺，化痰定喘。

处方：定喘汤或越婢加半夏汤。

定喘汤长于清化痰热，用于痰热郁肺，表证不著者；越婢加半夏汤偏于宣肺泄热，用于肺热内郁，外有表证者。肺气壅实，痰鸣息涌不得卧者，加用葶苈子、紫苏子、广地龙；痰热壅盛，大便干结者，加用全瓜蒌、大黄、枳实；哮久热伤肺阴，且痰热不净，虚中夹实者，可用麦冬汤加减以养阴清热、敛肺化痰。

2. 冷哮

临床表现：呼吸急促，喉中哮鸣有声，胸膈满闷如塞，咳不甚，痰少咯吐不爽，面色晦暗带青，口不渴，或渴喜热饮，天冷或受寒易发，形寒怕冷，舌苔白滑，脉弦紧或浮紧。

治法：温肺散寒，化痰平喘。

处方：射干麻黄汤或小青龙汤加减。

射干麻黄汤长于降逆平哮，用于表证不显者；小青龙汤长于解表散寒，用于表寒里饮，寒象较著者。寒重身痛者，加用桂枝、生姜；痰涌气逆者，加用葶苈子、紫苏子；咳逆汗多者，加用白芍以敛肺；若见上实下虚，痰涎壅盛，胸膈满闷，腰痛脚软，肢体倦怠，舌淡苔白，脉沉细者，当标本同治，用苏子降气汤加黄芪、山茱萸、沉香等温阳补虚、降气化痰。

3. 寒包热哮

临床表现：喉中哮鸣有声，胸膈烦闷，咳痰不爽，痰黏色黄或黄白相间，烦躁，发热，恶寒，无汗身痛，口干，便干，舌苔白腻微黄，舌尖边红，脉弦紧。

治法：解表散寒，清化痰热。

处方：小青龙加石膏汤或厚朴麻黄汤加减。

小青龙加石膏汤主要用于治疗表寒为主者，厚朴麻黄汤主要用于治疗饮郁肺热，表寒不著者。表寒重者，加用桂枝、细辛；痰鸣气逆者，加用葶苈子、紫苏子、射干；痰黄黏稠者，加用黄芩、前胡、瓜蒌皮。

4. 风痰哮

临床表现：喉中痰涎壅盛，声如拉锯，或声鸣如笛，但坐不得卧。痰黏难咯。或夹有泡沫。起病多急，倏来忽往，起病前有咽喉、耳鼻发痒，鼻塞喷嚏，流涕，舌苔厚腻，脉滑实。

治法：祛风涤痰，降气平喘。

处方：三子养亲汤加减。

痰鸣气逆者，加用葶苈子或控涎丹；风邪较著者，加用紫苏叶、防风、蝉蜕、地龙等祛风化痰。

5. 喘脱危候

临床表现：喘息鼻息，张口抬肩，气短息促，烦躁，昏蒙，四肢厥冷，汗出如油，脉细数或浮大无根，舌质青暗，苔腻。证属痰浊壅盛，上蒙清窍，肺肾两虚，气阴耗伤，心肾阳衰。

治法：补肾纳气，扶正固脱。

处方：回阳急救汤合生脉饮加减。喘急者，可吞服黑锡丹。

（二）缓解期

1.肺脾气虚

临床表现：气短声低，喉中时有轻度哮鸣，咳痰清稀色白，面色㿠白，平素自汗，怕风，常易感冒，每因气候变化而诱发，舌淡苔白，脉细弱。

治法：健脾益气，补土生金。

处方：六君子汤。

恶寒畏风明显者，加用桂枝、白芍、生姜、大枣等调和营卫；表虚自汗者，加用黄芪、浮小麦、大枣；痰多者，加用前胡、苦杏仁。

2.肺肾两虚

临床表现：平素短气息促，动则为甚，吸气不利，腰酸腿软，脑转耳鸣，劳累后喘哮易发，或畏寒肢冷，面色苍白，舌胖嫩，脉象沉细。或颧红，烦热，汗出黏手，舌红苔少，脉细数。

治法：补肺益肾。

处方：生脉地黄汤或金水六君煎。

生脉地黄汤以益气养阴为主，金水六君煎以补肾化痰为主。肺气阴两虚者，加用黄芪、沙参、百合；肾阳虚为主者，加用补骨脂、肉桂、附子、淫羊藿；肾阴虚为主者，加用生地黄、冬虫夏草。

四、喘证

喘证以呼吸困难，甚至张口抬肩，鼻翼扇动，不能平卧为特征。喘剧不解，每可由喘至脱。喘证既是一个独立的疾病，也可见于多种慢性疾病过程中，包括西医学的肺炎、喘息性支气管炎、肺气肿、肺源性心脏病、心源性哮喘、肺结核等多种疾病。

喘证的病因可概括为外邪侵袭、饮食不当、情志不调、劳欲久病。

肺为娇脏，不耐邪侵，若外邪侵袭，或他脏病气上犯，皆可使肺失宣降，肺气胀满，壅塞气道，呼吸不利，发为喘。"肺为气之本，肾为气之根"，二脏同司气体之出入。若肺虚则气失所主，少气不足以息而为喘；若肾元不固，摄纳失常，则气不归元，阴阳不相接续，致气逆于肺，入少出多而为喘。此外，若脾经痰浊上犯，壅阻于肺，阻塞气道，升降不利；或肝气逆乘于肺，使肺气不降而上逆，均可致喘。由此可见，喘证病位主要在肺、肾，又与肝、脾有关。

（一）痰热蕴肺

临床表现：喘咳，胸部胀痛，痰多而黄，口渴喜冷饮，大便干结，舌质红、苔薄黄或厚，脉滑数。

治法：清热化痰，宣肺平喘。

处方：清气化痰汤加减。

（二）痰浊阻肺

临床表现：喘咳，胸闷，脘痞，咳嗽，咳吐白痰或黄黏痰，口中黏腻不爽，苔白或黄厚腻，脉濡滑。

辨证探要：患者平素饮食不节或饱食伤及中焦脾胃，中阳失运，聚湿成痰，痰湿化浊，上渍于肺，终致肺失肃降。

治法：化痰祛浊，降气平喘。

处方：二陈汤、平胃散合三子养亲汤。

（三）肺气郁痹

临床表现：有喘咳痼疾，每遇情绪刺激而诱发，表现为咳嗽，胸闷，两胁胀痛，咽中有异物感或堵塞感，气喘，苔薄白或黄，脉弦滑。

辨证探要：郁怒伤肝，而致肝失条达，疏泄失常，肝气冲逆犯肺，肺失肃降，故出现咳喘，胸闷，两胁胀痛。苔薄白、脉弦滑均为木郁犯肺之征象。

治法：疏肝解郁，降气平喘。

处方：柴胡疏肝散合三子养亲汤。

（四）肺气虚耗

临床表现：气短，乏力，自汗，畏风，咳嗽，动则气喘加剧，舌质淡、苔薄白，脉细弱。

辨证探要：肺虚气失所主，肺气不足则乏力、气短。肺卫失固则自汗、畏风。

治法：补肺益气。

处方：补肺汤合玉屏风散加减。

五、肺胀

肺胀是指以喘息气促、咳嗽咳痰、胸部膨满、胸闷如塞，或唇甲发绀、心悸水肿，甚至出现昏迷、喘脱为临床特征的疾病，主要见于西医学的慢性阻塞性肺气肿、慢性肺源性心脏病及老年性肺气肿。

慢性肺系疾病迁延难愈，加之反复感邪，导致肺管不利，肺气不能宣降，清气难入，浊气难出，气壅于胸，滞留于肺。肺胀病位首先在肺，继则影响脾肾，后期损及心肝，病理性质属本虚标实。本虚多为气虚、气阴两虚，继而发展为阳虚；标实为气滞、痰浊、水饮、瘀血。气虚、血瘀、痰阻贯穿肺胀发病之始终。本病在预防上重在治疗其原发疾病，控制其发展进程；治疗上重在祛邪扶正，标本兼顾。本病发作时偏于邪实，当祛邪以急治其标；缓解期偏于正虚，当扶正以缓治其本。临床常用祛邪宣肺、降气化痰、温阳行水、活血化瘀、补益肺气、健脾化痰、补肾纳气、滋补阴阳诸法以灵活施治，病危时还须采用开窍、息风、止血、扶正固脱、救阴回阳等法以救急。

（一）风寒内饮

临床表现：咳逆喘满不得卧，气短气急，咳痰白稀，呈泡沫状，胸部膨满，恶寒，周身酸楚，或口干不欲饮，面色青暗，舌体胖大，舌质暗淡，舌苔白滑，脉浮紧。

治法：温肺散寒，降逆涤痰。

处方：小青龙汤。

方中麻黄、桂枝、干姜、细辛温肺散寒化饮；半夏、甘草祛痰降逆；佐白芍、五味子收敛肺气，使散中有收。若患者表寒不著，咳而上气，喉中如有水鸡声，可用射干麻黄汤。若饮郁化热，烦躁而喘，脉浮，可用小青龙加石膏汤兼清郁热。

（二）痰热郁肺

临床表现：咳逆喘息气粗，痰黄或白，黏稠难咯，胸满烦躁，目胀睛突，或发热汗出，或微恶寒，溲黄便干，口渴欲饮，舌质暗红，苔黄或黄腻，脉滑数。

治法：清肺泄热，降逆平喘。

处方：越婢加半夏汤。

方中麻黄、石膏，辛凉配伍，辛能宣肺散邪，凉能清泄肺热；半夏、生姜散饮化痰以降逆；甘草、大枣益气和中，以扶正祛邪。痰热内盛，痰胶黏不易咯出者，加用鱼腥草、黄芩、瓜蒌皮、贝母、海蛤粉以清化痰热，痰热内盛者亦可用桑白皮汤。痰热壅结，便秘腹满者，加用大黄、玄明粉通腑泄热。痰鸣喘息，不能平卧者，加用射干、葶苈子泻肺平喘。痰热伤津，口干舌燥者，加用花粉、知母、麦冬以生津润燥。

（三）痰瘀阻肺

临床表现：咳嗽痰多，色白或呈泡沫，喉间痰鸣，喘息不能平卧，胸部膨满，憋闷如塞，面色灰白而暗，唇甲发绀，舌质暗或紫，舌下瘀筋增粗，苔腻或浊腻，脉弦滑。

治法：涤痰祛瘀，泻肺平喘。

处方：葶苈大枣泻肺汤合桂枝茯苓丸。

方中葶苈子涤痰除壅，以开泄肺气；佐大枣甘温安中而缓药性，使泻不伤正；桂枝通阳化气，温化寒痰；茯苓除湿化痰；牡丹皮、赤芍助桂枝通血脉，化瘀滞。本证亦可用苏子降气汤加红花、丹参等以化痰祛瘀平喘。腑气不利，大便不畅者，加用大黄、厚朴以通腑除壅；痰多者，加用三子养亲汤以化痰下气平喘。

（四）痰蒙神窍

临床表现：咳逆喘促日重，咳痰不爽，表情淡漠，嗜睡，甚或意识朦胧，谵妄，烦躁不安，入夜尤甚，昏迷，撮空理线，或肢体困重，抽搐，舌质暗红或淡紫，或紫绛，苔白腻或黄腻，脉细滑数。

治法：涤痰开窍。

处方：涤痰汤合安宫牛黄丸或至宝丹。

涤痰汤方中半夏、茯苓、甘草、竹茹、胆南星清热涤痰，橘红、枳实理气行痰除壅，石菖蒲芳香开窍，人参扶正防脱。安宫牛黄丸或至宝丹功善清心开窍。舌苔白腻而有寒象者，以制天南星易胆南星，开窍可用苏合香丸。痰热内盛，身热，烦躁，谵语，神昏，舌红苔黄者，加用黄芩、桑白皮、葶苈子、天竺黄、竹沥以清热化痰。热结大肠，腑气不通者，加用大黄、玄明粉，或用凉膈散或增液承气汤通腑泄热。痰热引动肝风，症见抽搐者，加用钩藤、全蝎、羚羊角凉肝息风。唇甲发绀，瘀血明显者，加用红花、桃仁、水蛭活血祛瘀。热伤血络，症见皮肤黏膜出血、咳血、便血色鲜者，加用水牛角、生地黄、牡丹皮、紫珠叶、大黄等清热凉血止血。阳虚不统，气不摄血，症见血色晦暗，肢冷，舌淡胖，脉沉微者，加用炮姜、侧柏炭等温经摄血，或加用黄土汤、柏叶汤。

（五）肺肾气虚

临床表现：呼吸浅短难续，咳声低怯，胸满短气，甚则张口抬肩，倚息不能平卧，咳嗽，痰如白沫，咯吐不利，心慌，形寒汗出，面色晦暗，舌淡或暗紫，苔白润，脉沉细无力。

治法：补肺纳肾，降气平喘。

处方：补虚汤合参蛤散加减。

方中人参、黄芪、茯苓、甘草补益肺脾之气，蛤蚧、五味子补肺纳肾，干姜、半夏温肺化饮，厚朴、陈皮行气消痰，降逆平喘，桃仁、川芎、水蛭活血化瘀。若肺虚有寒，怕冷，舌质淡，加用桂枝、细辛温阳散寒。若阴伤，低热，舌红苔少，加用麦冬、玉竹、知母养阴清热。若面色苍白，冷汗淋漓，四肢厥冷，血压下降，脉微欲绝，为喘脱危象，急加参附汤送服蛤蚧粉或黑锡丹补气纳肾，回阳固脱。

（六）阳虚水泛

临床表现：颜面及下肢水肿，甚或一身皆肿，脘痞腹胀，或腹满有水，尿少，心悸，喘咳不能平卧，咳痰清稀，怕冷，面唇青紫，舌胖质暗，苔白滑，脉沉虚数或结代。

治法：温阳化饮利水。

处方：真武汤合五苓散加减。

方中附子、桂枝温阳化气以行水，茯苓、白术、猪苓、泽泻、生姜健脾利水，白芍敛阴和阳，红花、赤芍、泽兰、益母草、五加皮等行瘀利水。水肿势剧，上渍心肺，心悸喘满，倚息不得卧，咳吐白色泡沫样痰涎者，加用沉香、牵牛子、椒目、葶苈子行气逐水。

第二节　心系疾病辨治体悟

心为五脏之一，居于胸中两肺之间，隔膜之上，外有心包保护。心主血脉，是指心气可以推动和调节血液循行于脉中，周流全身，发挥营养和滋润作用。血液在脉中的正常运行必须以心气充沛、血液充盈、脉道通利为基本条件。心脏的正常搏动对血液循环系统生理功能的正常发挥起着主导作用，故《素问·痿论》言："心主身之血脉。"

心藏神，主神明。人的神志活动是靠血的营养来完成，也就是说血是神志活动的物质基础，神是血液是否充沛、是否正常运行的外在表现，故《素问·灵兰秘典论》说："心者，君主之官也，神明出焉。"心所藏之神，既包括广义的神，又包括狭义的神。广义的神是整个人体生命活动的主宰和总体现，人体的正常活动必须在心神的主宰和调节下完成。狭义的神包含人的意识、思维、情感、性格倾向的精神活动。心主血脉功能正常，全身各脏腑、形体官窍才能正常发挥功能，使生命活动得以继续。一旦心脏搏动停止，全身各脏腑、形体官窍的功能也随即丧失，生命也就随之结束，故《灵枢·邪客》言："心者，五脏六腑之大主也。"

心主血脉，又主神明，所以心系疾病的病理表现主要是血脉运行的障碍和情志思维活动的异常。血脉运行障碍主要是指血液流动不畅，脉管因痰瘀而狭窄或瘀堵，脉管的缩、张、软、硬状态失常等；情志思维活动的异常主要表现为心悸、失眠、健忘、心中懊恼等。因此，阴、阳、气、血、火、热、痰、瘀均可影响心脏的功能导致疾病的发生。

一、心悸

心悸包括惊悸和怔忡，是指患者自觉心中悸动、惊惕不安，甚则不能自主的一种，每因情志波动或劳累过度而发作，常与失眠、健忘、眩晕、耳鸣等并见。《素问·举痛论》提及："惊则心无所倚，神无所归，虑无所定，故气乱矣。"此即为心悸的典型症状。

心悸病名首见于《伤寒杂病论》，书中称其为"心动悸""心下悸""心中悸"及"惊悸"等。明·虞抟对惊悸与怔忡进行了区分。《医学正传·怔忡惊悸健忘证》言："夫所谓怔忡者，心中惕惕然动摇而不得安静，无时而作者是也。惊悸者，蓦然而跳跃惊动而有欲厥之状，有时而作者是也。"临床上，各种原因引起的心律失常，如心动过速、心动过缓、期前收缩、心房颤动或扑动、房室传导阻滞、病态窦房结综合征、预激综合征、心功能不全，以及一部分神经症等，凡具有心悸临床表现的，均可参照本病辨证论治。

（一）心虚胆怯

临床表现：心悸不宁，善惊易恐，坐卧不安，不寐多梦而易惊醒，恶闻声响，食少纳呆，苔薄白，脉细略数或细弦。

治法：镇惊定志，养心安神。

处方：安神定志丸加减。

（二）心血不足

临床表现：心悸气短，头晕目眩，失眠健忘，面色无华，倦怠乏力，纳呆食少，舌淡红，脉细弱。

治法：补血养心，益气安神。

处方：归脾汤加减。

（三）心阳不振

临床表现：心悸不安，胸闷气短，动则尤甚，面色苍白，形寒肢冷，舌淡苔白，脉象虚弱或沉细无力。

治法：温补心阳，安神定悸。

处方：桂枝甘草龙骨牡蛎汤合参附汤加减。

（四）水饮凌心

临床表现：心悸眩晕，胸闷痞满，渴不欲饮，小便短少，或下肢水肿，形寒肢冷，伴恶心、欲吐、流涎，舌淡胖，苔白滑，脉象弦滑或沉细而滑。

治法：振奋心阳，化气行水，宁心安神。

处方：苓桂术甘汤加减。

（五）阴虚火旺

临床表现：心悸易惊，心烦失眠，五心烦热，口干，盗汗，思虑劳心则症状加重，伴有耳鸣腰酸，头晕目眩，急躁易怒，舌红少津，苔少或无，脉象细数。

治法：滋阴清火，养心安神。

处方：天王补心丹合朱砂安神丸加减。

（六）心脉瘀阻

临床表现：心悸不安，胸闷不舒，心痛时作，痛如针刺，唇甲青紫，舌质紫暗或有瘀斑，脉涩或结或代。

治法：活血化瘀，理气通络。

处方：血府逐瘀汤加减。

（七）痰火扰心

临床表现：心悸时发时止，受惊易作，胸闷烦躁，失眠多梦，口干苦，大便秘结，小便短赤，舌红苔黄腻，脉弦滑。

治法：清热化痰，宁心安神。

处方：黄连温胆汤加减。

二、胸痹

胸痹是一种以胸部闷痛，甚则胸疼彻背、短气、喘息不得卧为主要表现的心系疾病，轻者胸闷如窒、呼吸不畅，重则心痛彻背，背痛彻心，甚至出现厥脱。本病与西医学的冠心病（心绞痛、心肌梗死）关系密切。张机在《金匮要略》中提出"胸痹"的名称，归纳其病机为"阳微阴弦"，治疗以温通散寒为主，方选瓜蒌薤白白酒汤及瓜蒌薤白半夏汤等。

本病病位在心，涉及肝、脾、肾、肺等脏，发病多与寒邪内侵、饮食失调、情志失节、劳倦内伤、年迈体虚等因素有关。五脏气血阴阳不足，心脉失养，不荣则痛；气滞、血瘀、寒凝、痰湿等病理产物痹阻心脉，不通则痛。本病病性属本虚标实或虚实兼杂，病机为寒、痰、浊、瘀作用于心脉，致使脉道狭窄或瘀堵，脉管失荣变硬、缩张异常，导致心脉痹阻，不通则痛。临床治疗本病需急则治标、缓则治本，做到调、护、养并重，养心、护心、治心、救心，治养结合。

（一）心血瘀阻

临床表现：心胸疼痛，如刺如绞，痛有定处，入夜为甚，甚则心痛彻背，背痛彻心，或痛引肩背，伴有胸闷，日久不愈，可因暴怒、劳累加剧。舌质紫暗，有瘀斑，苔薄，脉弦涩。

治法：活血化瘀，通脉止痛。

处方：血府逐瘀汤加减。

（二）气滞心胸

临床表现：心胸满闷，隐痛阵发，痛有定处，时欲太息，遇情志不遂时容易诱发或加重，或兼有脘腹胀闷，苔薄或薄腻，脉细弦。

治法：疏肝理气，活血通络。

处方：柴胡疏肝散加减。

（三）痰浊闭阻

临床表现：胸闷重而心痛微，痰多气短，肢体沉重，形体肥胖，遇阴雨天易发作或加重，伴有倦怠乏力，纳呆便溏，咯吐痰涎，舌体胖大，边有齿痕，苔浊腻或白滑，脉滑。

治法：通阳泄浊，豁痰宣痹。

处方：瓜蒌薤白半夏汤合涤痰汤加减。

（四）寒凝心脉

临床表现：猝然心痛如绞，心痛彻背，喘息不得平卧，多因气候骤冷或突感风寒而发病或加重，伴形冷，甚至手足不温，冷汗不出，胸闷气短、心悸、脸色苍白，苔薄白，脉沉紧或沉细。

治法：辛温散寒，宣通心阳。

处方：枳实薤白桂枝汤合当归四逆汤加减。

（五）气阴两虚

临床表现：心胸隐痛，时作时休，心悸气短，动则益甚，伴倦怠无力，声息低微，面色㿠白，易汗出，舌质绛红，舌体胖而边有齿痕，苔薄白，脉虚细缓或结代。

治法：益气养阴，活血通脉。

处方：生脉散合人参养荣汤加减。

（六）心肾阴虚

临床表现：心痛憋闷、心悸盗汗，虚烦不寐，腰膝酸软，头晕耳鸣，口干便秘，舌红少津，苔薄或剥，脉细数或促代。

治法：滋阴清火，养心和络。

处方：天王补心丹合炙甘草汤加减。

（七）心肾阳虚

临床表现：心悸而痛，胸闷气短，动则而甚，自汗，面色㿠白，神倦怯冷，四肢欠温或肿胀，舌质淡胖，边有齿痕，苔白或腻，脉沉细迟。

治法：温补阳气，振奋心阳。

处方：参附汤合右归饮加减。

（八）脾胃失和

临床表现：胸闷、胸痛，腹胀、胃脘痞满，饱食后症状加重或有嗳气、胃灼热、反酸，苔薄白或微腻，脉沉滑或弦滑。

治法：理气和胃，活血化瘀。

处方：保和丸、丹参饮加减。

第三节　脾胃疾病辨治体悟

脾与胃同居中焦，以膜相连，互为表里。脾主运化、主统血，胃主受纳、腐熟水谷。胃为阳明燥土，属阳，脾为太阴湿土，属阴。太阴湿土得阳始运，阳明燥土得阴始安。脾主升清，胃主降浊，脾升胃降，燥湿相混，共同完成对水谷的受纳、消化、吸收。故脾胃为气血生化之源，为后天之本。脾为实体器官，胃为空腔脏器，上联食管，下通小肠。脾气主升，为胃行其津液，胃主通降，以传导水谷及糟粕，故叶桂提出："脾宜升则健，胃宜降则和。"脾胃协调互用，共同促进饮食的消化吸收和排泄。

一、胃脘痛

胃脘痛，是一种以上腹胃脘部近心窝处疼痛为主要症状的疾病。《素问·六元正纪大论》谓："木郁之发……故民病胃脘当心而痛。"《金匮要略》提出："病者腹满，按之不痛为虚，痛者为实。"李杲在《兰室秘藏》中首立"胃脘痛门"，创益气、温中、理气、和胃诸法以治之。清·林佩琴在《类证治裁·胃脘痛》对胃脘痛的病因病机进行了概括，并分别从"在气""在血"两方面论治。胃为水谷之海，仓廪之官，饮食出入之枢纽，以通为顺，以降为和，喜润恶燥。饮食不节、情志不遂、肝失疏泄或寒邪犯胃等均可损伤胃体或戕害胃络，以致出现胃痛，故治疗当以理气和胃止痛为大法，邪盛先祛邪，正虚先养正。此外，临证需注意温燥不可太过，苦寒不可太重，泻下不可太强，养阴不可太腻，要温补适宜、通降结合，谨守病机。

（一）寒邪客胃

临床表现：胃脘疼痛较甚，发作较急，得温可减，痛时常兼有恶寒，口不渴或喜热饮，舌苔白，脉紧或弦紧。

治法：温胃散寒，理气止痛。

处方：良附丸加减。

（二）饮食不节

临床表现：胃脘胀满，疼痛拒按，嗳腐吞酸，或呕吐不消化之食物，吐后痛减，不思饮食或恶食，大便臭秽不爽，舌苔厚腻，或黄白相间，脉实或滑。

治法：消食导滞，和胃止痛。

处方：保和丸加减。

（三）肝气犯胃

临床表现：胃脘及胸胁胀满，攻冲作痛，痛处游走不定，呃逆，嗳气，反酸，或大便不畅，苔黄白，脉弦。

治法：疏肝理气，和胃止痛。

处方：柴胡疏肝散加减。

（四）胆热犯胃

临床表现：胃脘嘈杂，胃灼热，反酸，口苦，苔黄，脉弦滑。

治法：泻胆清热，疏肝理气止痛。

处方：左金丸合柴胡四逆汤加减。

（五）脾胃虚寒

临床表现：胃脘隐痛，喜暖喜按，遇冷则剧，大便溏泻，小便清长，其痛时轻时重，舌淡，苔薄白，脉虚弱或迟缓。

治法：温中健脾止痛。

处方：黄芪建中汤加减。

（六）瘀阻胃络

临床表现：痛有定处，拒按，或有便血，甚或吐血，舌质紫暗，或有瘀点瘀斑，脉涩。

治法：化瘀通络，理气和胃。

处方：失笑散、丹参饮加减。

（七）湿热中阻

临床表现：胃脘灼热疼痛，畏热喜冷，口渴喜凉饮，大便秘结，小便短赤，舌红苔黄腻，脉滑数。

治法：清热化湿。

处方：藿朴夏苓汤、越鞠保和丸加减。

（八）胃阴亏虚

临床表现：胃脘隐痛或灼痛，饥不欲食，或干呕呃逆，舌红少苔或无苔，脉细数。

治法：养阴和胃止痛。

处方：百合乌药汤、益胃汤加减。

二、痞满

痞满是中焦气机阻滞，脾胃升降失司，胃气壅塞，导致脘腹满闷不舒的一类病证，以自觉胀满，触之无形，按之柔软，压之无痛为临床特点。其症状表现与西医学的慢性胃炎、功能性消化不良、胃下垂等疾病相似。痞满的形成多与寒热、食滞、痰浊、肝郁等因素有关。诸种因素共同作用，导致脾胃升降失职，中焦气机壅塞而发为痞满。临床治疗本病宜究其病因，注意温清并用、辛开苦降、消导兼施，使清气升、浊气降，痞满自消。

（一）湿热痞

临床表现：脘腹胀闷不舒，灼热嘈杂，心中烦热，口干喜饮，大便干结或黏滞不畅，小便短赤，舌红，苔黄腻，脉滑数。

治法：清热化湿，和胃消痞。

处方：连朴饮合大黄黄连泻心汤加减。

（二）痰湿痞

临床表现：脘腹痞满，身重困倦，嗳气呕恶，头昏纳呆，口淡不渴，苔白厚腻，脉沉滑。

治法：化痰除湿，理气消痞。

处方：平胃散合二陈汤加减。

（三）食滞痞

临床表现：脘腹满闷而胀，进食尤甚，嗳腐吞酸，恶心呕吐，厌食，矢气频作，味臭如败卵，苔厚腻，脉弦滑。

治法：消食导滞，行气消痞。

处方：保和丸加减。

（四）寒热错杂痞

临床表现：脘腹饱胀，恶心欲呕，肠鸣下利，但满不痛，苔薄白，脉弦滑。

治法：辛开苦降，寒温并调。

处方：半夏泻心汤加减。

（五）肝胃不和痞

临床表现：脘腹痞闷不舒，胸胁胀满，心烦易怒，善太息，大便不爽，苔薄白，脉弦。

治法：疏肝解郁，理气消痞。

处方：柴胡疏肝散合枳术丸加减。

（六）脾胃气虚痞

临床表现：心下痞满，身倦乏力，肛门下坠，干呕，心烦不安，舌质淡，苔薄白，脉虚滑。

治法：补中益气，和胃消痞。

处方：补中益气汤、甘草泻心汤加减。

第四节 肝胆疾病辨治体悟

肝胆同居于胁下，胆附着于肝叶之间，经脉相连，互为表里。胆汁为肝之余气所化，胆主藏泻胆汁。肝胆同司疏泄，两者协调使胆汁正常分泌至肠腑，以助脾胃运化水谷。肝为刚脏，又为血海，体阴用阳，喜条达而恶抑郁。肝内寄相火，主升主动，故临床上常表现为升动太过，出现眩晕、面赤、烦躁易怒等症状，甚则动风致使筋脉拘挛、抽搐。肝主疏泄，可以疏通、畅达全身气机，促进气血津液的运行输布、脾胃的气机升降、胆汁的分泌排泄，以及情志的舒畅。另外，男子的排精、女子的行经排卵也和肝的疏泄相关。朱震亨提出："主闭藏者，肾也；司疏泄者，肝也。"肝主疏泄，一是调畅气机，二是调节情志。肝为血海，具有贮藏血液，调节血量的功能。《素问·五藏生成》曰："人卧血归于肝。"王冰注曰："肝藏血，心行之，人动则血运于诸经，人静则血归于肝脏。"肝开窍于目,《灵枢·脉度》言:"肝气通于目,肝和则目能辨五色矣。"肝在体合筋,其华在爪,人体筋脉得肝血和肝气的濡养,方能灵活有力。

肝胆疾病主要包括胁痛、黄疸、鼓胀等。对于肝胆疾病的治疗,重在顺应肝胆的生理特性和病理特点,治疗时宜柔肝不宜伐肝,宜疏不宜滞,宜清不宜热。陈树真将肝胆疾病的临床辨治总结为柔肝、养肝、疏肝、化肝、清肝、温肝、潜肝、息肝八法。柔肝即柔肝体;养肝即养肝血、养肝阴;疏肝即疏肝气;化肝即化瘀、化湿、化浊、化积;清肝即清肝热、清肝火;温肝即暖肝,用于寒滞肝脉;潜肝即潜肝阳、镇肝风;息肝即息肝风。以上八法需根据患者的脉证情况,灵活组合,互相为用。

一、胁痛

胁痛是以一侧或两侧胁肋部疼痛为主要表现的疾病,也是临床常见的一种自觉症状。胁痛病位在肝胆,基本病机为气滞、血瘀、湿热蕴结,肝胆疏泄不利,不通则痛;或肝阴不足,络脉失养,不荣则痛。胁痛的治疗应着眼于肝胆,分虚实而治。实证宜理气、活血通络、清热祛湿,虚证宜滋阴养血柔肝。临床上还应据"痛则不通""通则不痛"的理论,以及本病肝胆疏泄不利的基本病机,适当配伍疏肝利胆、理气通络之品,但不宜过量使用香燥理气药物。

1. 肝气郁结

临床表现:胁肋胀痛或疼痛走窜不定,每因情志波动而增减,或有胸闷气短,善太息,舌苔薄或薄白,脉弦。

治法:疏肝理气。

处方:柴胡疏肝散加减。

2. 肝胆湿热

临床表现:胁痛口苦,痛引右肩及后背,腹胀纳呆,或恶心呕吐,或有身黄、目黄、小便黄赤,舌质红,苔黄腻,脉弦滑。

治法：清热祛湿，疏肝利胆。

处方：大柴胡汤合茵陈蒿汤加减。

3. 虫扰胆腑

临床表现：猝然胁痛，疼痛剧烈，痛引肩背，恶心呕吐，甚则吐蛔，汗出肢冷，或目白有虫斑，苔薄黄，脉弦紧。

治法：酸辛安蛔，利胆驱虫。

处方：连梅安蛔汤加减。

4. 瘀血停着

临床表现：胁痛如刺，痛有定处，胁肋下或有癥块，面色晦暗，舌质紫暗，脉沉涩。

治法：化瘀通络。

处方：旋覆花汤合金铃子散加减，有癥块者加用鳖甲煎丸。

5. 肝阴不足

临床表现：胁痛隐隐，绵绵不休，口干咽燥，心中烦热，头晕目眩，舌红，少苔，脉弦细数。

治法：养阴柔肝。

处方：一贯煎加减。

二、黄疸

黄疸是以身黄、目黄、小便黄为主要特征的一种肝胆疾病，其病因包括外感时邪、湿热疫毒、饮食所伤、脾胃虚弱、肝胆结石及积块瘀阻等，其发病往往是内外相因为患。本病病位主要在脾、胃、肝、胆，多由脾胃累及肝胆，基本病机是湿浊阻滞，脾、胃、肝、胆功能失常，或结石、积块瘀阻胆道，致胆液不循常道，随血泛溢而成。

本病与脾胃阳气盛衰有关。中阳偏盛，湿从热化，则致湿热为患，发为阳黄；中阳不足，湿从寒化，则致寒湿为患，发为阴黄；湿热夹时邪疫毒，则发为急黄。临床治疗本病以祛湿利小便为治疗大法，重在健脾、疏肝、利胆，并根据湿从热化、寒化的不同，分别施以清热利湿和温中化湿之法。急黄的治疗则应在清热利湿基础上，合用解毒凉血开窍之法。若患者罹患黄疸日久，治疗则应注意扶助正气，应用滋补脾肾、健脾益气等法，同时可适当配伍化瘀之品。此外，临证时要注意清热应护阳，不可过用苦寒；温阳应护阴，不可过用辛燥。患者黄疸消退后，仍需进行善后治疗，做到除邪务尽。

（一）阳黄

1. 热重于湿

临床表现：身目俱黄，黄色鲜明，发热口渴，心中懊恼，腹胀胁痛，口干而苦，恶心欲呕，大便秘结，小便黄赤，舌质红，苔黄腻，脉弦数。

治法：清热化湿，通腑利胆。

处方：茵陈蒿汤加减。

2. 湿重于热

临床表现：身目俱黄，头重身困，脘腹痞闷，纳呆呕恶，腹胀便溏，小便不利，舌质红，苔厚腻，脉沉滑。

治法：利湿清热。

处方：茵陈五苓散合甘露消毒丹加减。

3. 胆热瘀结

临床表现：身目黄染，胁痛牵涉肩背，高热或往来寒热，口干苦，腹胀恶心，大便干结，苔黄腻，脉弦滑数。

治法：疏肝利胆，清热化湿通腑。

处方：大柴胡汤加减。

（二）阴黄

临床表现：身目俱黄，黄而晦暗或如烟熏，脘闷腹胀，神疲畏寒，食少便溏，舌淡胖，苔白腻，脉濡缓或沉迟。

治法：健脾和胃，温化寒湿。

处方：茵陈术附汤加减。

（三）急黄

临床表现：黄疸骤起，迅速加深，色黄如金，高热烦渴，腹满而痛，呕吐频繁，甚则吐血、衄血、便血，或肌肤出现瘀斑，或手足抽搐、神昏谵语，舌质红绛，苔黄燥，脉弦数或弦滑。

治法：清热解毒，凉营开窍。

处方：犀角散加生地黄、牡丹皮、玄参。

（四）癥积发黄

临床表现：胁下癥块，固定不移，腹胀如鼓，胸胁刺痛，舌质暗有瘀斑，脉弦或细弦。

治法：疏肝利胆，活血化瘀。

处方：鳖甲煎丸加减。

三、鼓胀

鼓胀以腹部胀大膨隆，皮色苍黄，脉络暴露为特征。鼓胀病位在肝、脾、肾，基本病机是肝、脾、肾三脏功能失调，气滞、瘀血、水液停于腹中。鼓胀虽属沉疴顽疾，如能早发现、早诊断、早治疗，控制病情进展，患者亦可带病延年。本病的病机特点为本虚标实，虚实并见，故其治疗宜谨守病机，以攻补兼施为原则。实证以祛邪为主，合理选用行气、化瘀、健脾利水之剂，若腹水严重，也可酌情暂行攻逐，同时辅以补虚。正如《素问·阴阳应象大论》所言："中满者，泻之于内。"虚证则重在扶正补虚，分别施以健脾温肾、滋养肝肾等法。扶正重点在脾，同时兼以祛邪。此外，"至虚有盛候，大实有羸状"，临证时应做到补虚不忘实，泻实不忘虚，切忌一味攻伐，导致正气不支，邪恋不去，出现危象。除治疗外，还要给予患者在精神、饮食、生活起居方面的调护，调养结合，缓慢图治。

（一）气滞湿阻

临床表现：腹部胀大，按之不坚，胁下胀满或疼痛，饮食减少，食后腹胀，嗳气后稍减，尿量减少，舌白腻，脉弦细。

治法：疏肝理气，化湿除满。

处方：柴胡疏肝散合胃苓汤加减。

（二）寒湿困脾

临床表现：腹大胀满，按之如囊裹水，胸脘胀闷，得热则舒，周身困重，畏寒肢肿，颜面或下肢微肿，大便溏薄，小便短少，舌苔白腻水滑，脉弦迟。

治法：温中健脾，行气利水。

处方：实脾饮加减。

（三）湿热蕴结

临床表现：腹大坚满，脘腹绷急，外坚内胀，拒按，烦热口苦，渴不欲饮，小便赤涩，大便秘结或溏垢，或有面目肌肤发黄，舌边尖红，苔黄腻或灰黑而润，脉弦数。

治法：清热利湿，攻下逐水。

处方：中满分消丸合茵陈蒿汤加减。

（四）肝脾血瘀

临床表现：腹大坚满，按之不陷而硬，青筋怒张，胁腹刺痛拒按，面色晦暗，头、颈、胸、臂等处可见红点赤缕，唇色紫褐，大便色黑，肌肤甲错，口渴欲饮而不欲下咽，舌质紫暗或边有瘀斑，脉细涩。

治法：活血化瘀，行气利水。

处方：调营饮加减。

（五）脾肾阳虚

临床表现：腹大胀满，形如蛙腹，撑胀不甚，朝宽暮急，面色苍黄，胸脘满闷，食少便溏，畏寒肢冷，尿少腿肿，舌淡胖边有齿痕，苔厚腻水滑，脉沉弱。

治法：温补脾肾，化气行水。

处方：附子理中丸合五苓散、济生肾气丸。

（六）肝肾阴虚

临床表现：腹大坚满，甚则腹部青筋暴露，形体反见消瘦，面色晦暗，口燥咽干，心烦失眠，齿鼻时或衄血，小便短少，舌红绛少津，脉弦细数。

治法：滋养肝肾，凉血化瘀。

处方：六味地黄丸或一贯煎合膈下逐瘀汤。

第五节 肾系疾病辨治体悟

一、肾系疾病的病因病机

肾主水液而司二便，与膀胱互为表里。人体水液平衡的调节主要依靠肾的气化功能来维持，肾的气化功能正常则膀胱开合有度。在生理情况下，水液通过胃的受纳、脾的转输、肺的肃降而下达于肾，再通过肾的气化功能，使清者上归于肺而布散周身，浊者下输膀胱而排出体外，从而维持人体水液的代谢平衡。若肾的气化功能失常，关门开合不利；肺失宣肃，不能通调水道，下输膀胱；脾失健运，不能运化水湿；肝失疏泄，气郁不达，瘀浊内停，气化被阻，发为水肿。特别是急慢性肾衰竭，可出现少尿、血尿、肺水肿、心包积液、胸腔积液、腹水，甚至阴囊水肿等症。

肺、脾、肾三脏功能受损可导致三焦气化、升降不利，上焦不利可致心水（心包积液）、悬饮（胸腔积液），中焦不利可致水鼓（腹水），下焦不利可致腰以下、阴囊水肿。此外，肝的疏泄功能对于水液代谢也至关重要。七情内伤可引起肝气郁结，疏泄失常，木郁克土，继而影响三焦水液的运行、传输及气化功能。

湿、热、虚、痰、瘀是肾系疾病的主要病因。湿可分为外湿、内湿两类，外湿为气候因素（感受暑湿邪气）、地域因素（工作环境、久居潮湿之地）等，内湿为恣食生冷、肥甘，脾阳受损，内生湿邪。热主要包括外感湿热、疮疡热毒、阳热体质、湿热互结四类，其中疮疡热毒易致瘀热，阳热体质易化生痰热。虚是指气血、阴阳、脾肾亏虚，一方面，患者劳倦伤脾，饮食不节，久病体弱，脾运失常，脾胃为后天之本，气血生化之源，化源不足则气血亏损；另一方面，患者年老体弱，久病体虚，房劳无度，肾阴不足，命门火衰，元阳、元阴无以生，下焦湿热，日久不愈，精微亏损，导致肾阳不足，元阴、元阳无以化。浊为肾病中后期的病理产物，分为湿浊、水浊、痰浊、瘀浊、浊毒五类，脾虚不足，湿邪停留，蓄而成湿浊，湿为水之渐；脾肾两虚，运化、气化不及，聚为水浊，水为湿之甚；水湿化热，形成黏稠之物，即为痰浊；瘀血停滞，化为浊毒，即为瘀浊；上述四者积蓄于体内则成浊毒，此时患者尿中有特殊气味。瘀是指血瘀，多由气虚、气滞、气郁所致，血液瘀滞，沉积肾经，损伤肾络。

（一）中医对蛋白尿的认识

尿蛋白是诊断肾病的主要指标，也是判断肾病预后、转归的依据。中医认为，肾为先天之本，藏真阴而育元阳，主蛰而司封藏，肾精宜固藏而不宜开泄。肾精的封藏主要靠肾气的固摄，如《诸病源候论·虚劳失精候》言："肾气虚损，不能藏精，故精漏失。"各类致病因素首先破坏的是阴阳平衡，使肾气、肾阳失于固摄，肾阴、肾精失于封藏，精脂下流而形成蛋白尿。土克水，土能制水，蛋白尿患者往往存在脾虚证候，进而导致脾肾两虚，故后世医家治疗蛋白尿多从健脾补肾入手。

（二）中医对肾病血尿的认识

尿血是指小便中混有血液、血丝、血块的一类症状，小便中可呈现淡红色、鲜红色或淡酱油色。中医又将尿血称为溺血、溲血、小便血或小便出血。《素问·气厥论》言："胞移热于膀胱，则癃溺血。"《素问·痿论》："悲哀太甚，则胞络绝，胞络绝则阳气内动，发则心下崩，数溲血也。"《金匮要略·五脏风寒积聚》曰："热在下焦者，则尿血，亦令淋秘不通。"《诸病源候论·小便血候》曰："心主于血，与小肠合。若心家有热，结于小肠，故小便血也。"提出尿血与心、小肠有关。《丹溪心法·溺血》曰："大抵小便出血……甚痛者谓之淋，不痛者谓之溺血。"将尿血和血淋作了区分。血尿可见于尿路感染、肾结核、肾小球肾炎、膜性肾病、泌尿系肿瘤及全身性疾病如血液病、结缔组织病、心血管疾病，病位在肾与膀胱、尿道，发病原因分为内感、外伤两类，外感血尿多由热迫膀胱或火毒迫血所致，内伤血尿多由心火亢盛、气阴不足、气滞血瘀、脾肾不固所致。血尿的转归主要是由实证转向虚证，盖因火热迫血妄行，伤及血络，日久不愈，导致气血亏损，脾肾虚衰，转向脾肾不固的尿血。

（三）中医对肾性贫血的认识

中医认为心主血脉，肝藏血，为血海，脾统血，能运化精微以化生气血，为后天之本，肾为先天之本，精血之海，藏真阴，寓真阳，为脏腑阴阳之根。肾主骨，骨生髓，髓生血，肾藏精，精能化血，血亦能化精，精血同源。肾病日久导致肾精亏虚，肾阳不足，无阳则阴无以生，无阴则阳无以化，精不能化血，加之脾胃失养，不能运化精微以化气生血，故出现贫血。

二、肾系疾病的辨证论治

（一）六经辨证在肾系疾病中的运用

张机在《黄帝内经》六经理论的基础上，首开六经辨证的先河，被后人称为医圣。六经辨证不仅适用于外感病，也可用于内科杂病。肾系疾病也可遵循六经辨证，一般来说肾病急性期多属阳经病，慢性期多属阴经病。

1. 太阳经证

（1）风寒型

临床表现：眼睑、颜面、全身水肿，发热恶寒，小便不利，尿常规检查可见蛋白尿、血尿及管型尿，苔薄白，脉浮。

治法：宣肺解表利水。

处方：麻黄连翘赤小豆汤加桂枝、紫苏叶、茯苓皮、桑白皮、车前子、益母草等。

（2）风热型

临床表现：发热重、恶寒轻，水肿，咽痛、咳嗽，小便不利，舌质红，苔薄黄，脉浮数。

治法：疏风清热。

处方：越婢汤加减。水肿重者，可选用越婢加术汤。

2. 太阳腑证

临床表现：颜面、四肢水肿，小便不利，微热，消渴，烦躁不得眠，苔白，脉浮。

治法：利水渗湿，温阳化气。

处方：五苓散。不渴者，可用茯苓甘草汤加减。

3. 阳明经证

临床表现：脉浮，发热，水肿，小便不利。

治法：清热利水育阴。

处方：五苓散。

4. 阳明腑证

临床表现：出血，大便燥结，腹胀，胃脘胀满，苔黄燥黄干。

治法：通腑泄热。

处方：大承气汤、小承气汤或调味承气汤加减。

5. 少阳经证

临床表现：高热，往来寒热，恶心呕吐，尿频，尿急，尿痛，尿常规可见蛋白、脓球、红细胞。

治法：和解少阳。

处方：小柴胡汤加减。

6. 太阴病

肾炎因失治误治，日久不愈，变为慢性肾炎，病性由阳转阴。太阴病包括手太阴肺和足太阴脾，肺为水之上源，五脏之华盖，主通调水道，下输膀胱；脾为土脏，属中焦，主运化水液。脾肺两虚，水湿不运，失于通调，常见水肿反复发作，倦怠乏力，腹胀纳差，便溏，舌胖淡，有齿印，脉虚无力，治当益肺补脾，可用桂枝加人参汤加减。

7. 少阴病

少阴包括手少阴心和足少阴肾，心主血脉，主神明，为君主之脏；肾藏精，寓真阴、真阳，为先天之本，生命之根。心火下蛰于肾，肾水上举于心，水火相济，心肾相交，阴阳交通，互相制约，共同维持人体正常生命活动。少阴病为六经病变发展过程中的危重阶段，病至少阴时，机体抗病能力明显衰退，出现真阴亏耗、真阳虚衰的一系列证候。根据体质的不同和病变的不同反应，可出现少阴寒化证和少阴热化证。

（1）少阴寒化证

心肾阳虚，阴寒内盛，症见无热畏寒，四肢厥冷，乏力，恶心呕吐，小便清长，下利清谷，但欲寐，苔淡白，脉微细。肾病后期可出现全身水肿、胸腔积液、腹水等阳虚水泛症状。治疗可选用真武汤或金匮肾气丸加减。

（2）少阴热化证

肾阴虚于下，心火亢于上，症见蛋白尿、管型尿，轻度水肿或无水肿，但心中烦热，夜不成寐，口干，舌质红，苔薄黄，脉细数，用镇惊安神剂乏效。治疗可选用猪苓汤或黄连阿胶汤加减。

8. 厥阴病

足厥阴肝实为风木之脏，得肾水以滋养，正所谓水能涵木，乙癸同源。肾病日久，肾阴亏虚不能涵木，就会出现阴虚火旺、肝阳上亢的症状，如头昏、视物不清、血压升高等。若肝风内动，可出现肢体颤动、皮肤瘙痒等。足厥阴病亦可见上热下寒之证，多因伤寒误治而来，部分肾病尿毒症期患者表现为腰以下发凉，食入即吐，舌淡不腻。治疗宜选用干姜黄芩黄连汤加减。

（二）三焦辨证在肾系疾病中的运用

三焦之名首见于《黄帝内经》。清代医家吴塘在叶桂卫气营血辨证理论基础上，进一步阐明三焦的部位所属，把温热病的病理变化作为辨证论治的依据。三焦辨证不仅用于温病，也可用于杂病，同样适用于肾系疾病的辨证治疗。

上焦疾病包括心、肺的病变。急性肾小球肾炎患者出现发热、微恶寒、咽喉肿痛、咳嗽，颜面水肿，舌红，苔薄黄，脉浮数，为风热之邪客于肺卫并与水互结，形成风水之证，可选用五皮饮加减治疗。肾病尿毒症期患者由于肾阳衰微，水浊上泛，水气凌心，可出现胸腔积液、心包积液，表现为上焦壅塞，胸闷气短，睡时不能平卧，下肢肿甚，可用真武汤化裁治疗。

中焦疾病包括脾胃、肠的病变。肾病可导致脾阳不足，运化失司，湿邪困脾，形成反复水肿，倦怠乏力，纳少腹胀，大便稀溏，小便不利，舌质胖大，边有齿印，苔白，脉虚大或虚弱，可选用四君子汤或香砂六君子汤、附子理中汤加减。若苔黄腻且厚，可选用薛生白五加减正气散以芳香化湿醒脾；若腹腔积水形成水鼓，可选用实脾饮去厚朴治疗。

下焦疾病包括肝肾的病变。肾脏疾病都会导致肾阴不足和肾阳虚衰，使肾气不固，封藏失司，阳虚不能化水，则水湿潴留；肾精亏损，肾脉失养则血行瘀滞，肾络受损；肾精亏虚，不能涵养肝木则肝阳上亢、肝火上炎。肾阳虚者，可选用金匮肾气丸、右归丸；肾阴虚者，可选用六味地黄丸、左归丸；阴虚火旺者，可选用滋水清肝饮；肝阳上亢者，可选用天麻钩藤饮加减。

（三）治肾八法

治肾八法即温、利、疏、化、滋、清、补、通八法。

温法可分为化湿、利水、活血三法，由于脾肾阳虚，三焦决渎不利，气化失司导致水湿泛滥，可用化湿法；阳虚寒凝，血行滞涩，形成血瘀，可用五苓散、真武汤利水；瘀血内停则用通脉四逆汤活血。

利水法为治疗肾病的大法，可选用猪苓、泽泻、茯苓皮、车前子、冬瓜皮、生姜皮、泽兰、玉竹等，根据症状不同还可加用温阳、清热、育阴、活血、健脾、补肾等药。

疏法主要分为疏散风热、疏肝解郁、疏利三焦、疏通血脉四类，疏风散热主要针对风热袭表证，可用桑菊饮、银翘散；疏肝解郁主要针对情志不畅，久病肝郁，可用柴胡疏肝散；疏利三焦主要针对三焦气化不利，水湿停聚，可用实脾饮；疏通血脉主要针对气虚血瘀，痰瘀，湿浊阻络，可用血府逐瘀汤。

化法包括化湿、化浊、化痰、活血化瘀，可用桃红四物汤。

滋阴法主要用于肝肾阴虚，阴虚阳亢的治疗，可用一贯煎、杞菊地黄丸。

清法分为清热解表、清热泻火、清热化湿、清热化痰四法。

补法则分为补肾阳、补肾阴、补中益气、补血四类方法，分别应用右归丸、六味地黄丸、补中益气汤及当归补血汤。

通腑法主要用于肾病后期、肾毒症期。此时期往往浊毒内蕴，用通腑法可以助肾排毒，使浊毒从大便而出，常用附子大黄汤、灌肠疗法。

第三章

医案辑要

第一节　肺系疾病医案

一、感冒案

患者，女，68岁，2013年4月3日就诊。

主诉：发热两周。

现病史：患者自两周前开始发热（体温37～38℃），无汗，鼻塞，流涕，乏力，口服感冒药可退热，药效过后体温又升高，周身酸楚。既往史：既往体健，无药物过敏史。体格检查：心、肺、腹无异常，舌红，苔薄黄，脉浮数。辅助检查：血常规正常，胸部X线检查无异常。

西医诊断：上呼吸道感染。

中医诊断：感冒，表寒里热证。

治法：宣散表邪，兼清里热。

处方：银翘散加减。

用药：荆芥10g，防风10g，紫苏叶10g，羌活10g，苦杏仁10g（后下），薄荷5g（后下），蝉蜕10g，辛夷10g（包煎），连翘10g，桔梗10g，牛蒡子10g，芦根10g。

患者服药3剂后，热退，诸症减轻。

按语：本案患者年逾花甲，正气素虚，腠理不密，邪气得以乘虚而入，表寒未解，郁而化热，终至"寒包火"。因患者表寒兼有里热，陈树真施以解表清里之法，疾患得以痊愈

二、外感发热案

患者，男，34岁，2012年8月14日就诊。

主诉：发热、咳嗽1个月。

现病史：患者1个月前无明显诱因出现发热，咳嗽，咳痰，痰白量少，活动时气短。当地社区卫生服务站按上呼吸道感染治疗，给予患

者抗感染及对症处理药物静脉滴注治疗（具体不详）7 日。患者经治疗后咳嗽、咳痰症状减轻，仍发热，体温波动在 38 ～ 39℃，自发病来无恶寒，无寒热往来，无胸痛，无咳吐脓痰、铁锈色痰等症。既往史：既往体健，否认肝炎、结核等传染病史，否认药物、食物过敏史。体格检查：面色红润，胸廓无畸形，呼吸动度双侧均等，叩诊双肺呈清音，听诊双肺呼吸音略粗，未闻及明显干湿性啰音。四肢关节无红肿、畸形。舌红，苔黄腻，脉数。辅助检查：胸部 X 线检查提示支气管炎。

西医诊断：支气管炎。

中医诊断：外感发热，湿热证。

治法：清热利湿。

处方：蒿芩清胆汤加减。

用药：金银花 30g，连翘 10g，苦杏仁 10g（后下），知母 10g，生石膏 30g（先煎），麦冬 10g，栀子 10g，黄芩片 10g，地骨皮 10g，淡豆豉 10g，竹叶 10g，薄荷 10g（后下），芦根 10g。

复诊：患者服药 5 剂后，体温降至正常（体温 36.5 ～ 37℃），舌红，苔黄厚，脉数。按初诊方减麦冬、地骨皮，加青蒿（后下）、广藿香各 10g，芦根增至 30g。患者服药 5 剂后诸症消失。

按语：发热是许多疾病共有的症状之一，病因不外乎外感、内伤两端，辨证需辨清虚、实、寒、热。本案患者素体肥胖，为湿盛体质，加之外感日久化热，参考舌脉象可辨为湿热证。湿邪黏腻停滞，治宜利湿清热，使湿邪祛则热无所附，故获良效。

三、咳嗽案

（一）病案一

患者，男，82 岁，2012 年 9 月 25 日就诊。

主诉：咳嗽、咳痰 20 日。

现病史：患者 20 日前出现发热（体温 37 ～ 38℃），咳嗽，气短，咳吐白痰。胸部 X 线检查结果显示：患者双肺下野密度较高，提示肺部感染。患者接受抗感染及对症治疗半个月，热退，目前仍咳嗽，喉中痰鸣，痰黏不易咳出，咽干。舌红，苔黄腻，脉沉滑数。既往史：脑梗死病史 20 年，目前生活自理。辅助检查：胸部 X 线检查提示肺部感染。

西医诊断：肺部感染。

中医诊断：咳嗽，痰热蕴肺证。

治法：清热化痰宣肺。

处方：三拗汤合止嗽散加减。

用药：麻黄 6g，苦杏仁 10g（后下），黄芩片 10g，桔梗 10g，紫苏子 10g，橘红 10g，桑白皮 10g，百部 10g，紫菀 10g，白前 10g，冬瓜子 15g，鱼腥草 30g，甘草片 6g。

复诊：患者服药 5 剂后咳嗽基本消失，咳痰易出，痰鸣声基本消失。上方去百部、紫菀，继服 5 剂。

按语：本案患者病机为痰热互结，蕴阻于肺，肺气不利而咳喘。方用黄芩、桑白皮、冬瓜子、鱼腥草、橘红清热化痰，辅以苦杏仁、紫苏子、桔梗止咳平喘。方中选用麻黄在于宣发肺气，肺气利则病邪出，以建奇功。

（二）病案二

患者，女，67 岁，2013 年 8 月 8 日就诊。

主诉：咳嗽、咳痰 10 日。

现病史：患者 10 日前无明显诱因出现咳嗽，咳痰，大便干，无发热、胸痛、潮热盗汗，曾就诊当地诊所，经西药静脉滴注治疗后未见明显好转，随后出现咳吐黄痰，伴有腹胀，经胸部 X 线检查提示支气管炎伴肺气肿，为求进一步诊治而前来我院。既往史：慢性支气管炎病史 5 年，否认高血压病、糖尿病等其他慢性疾病病史，否认肝炎、结核等传染病病史，否认外伤、手术及输血史，预防接种情况不详，否认药物及食物过敏史。体格检查：双肺呼吸音粗，有痰鸣音。舌红，苔黄厚，脉滑。辅助检查：胸部 X 线检查提示支气管炎伴肺气肿。

西医诊断：慢性阻塞性肺疾病急性加重期。

中医诊断：咳嗽，痰热壅肺证。

治法：清肺祛痰，调畅气机。

处方：清金化痰汤加减。

用药：佩兰 10g，苦杏仁 10g（后下），桔梗 10g，瓜蒌 10g，半夏 10g，橘红 10g，薏苡仁 10g，百部 10g，紫菀 10g，枇杷叶 10g，茯苓 10g，厚朴 10g，冬瓜子 15g，牛蒡子 10g。

患者服药 5 剂后诸症消失，得以痊愈。

按语：本案患者病位在肺，病机为痰热壅肺，肺失宣发肃降。宣发肃降是肺的最基本功能，是肺主气、司呼吸、主津液代谢等生理功能得以发挥的前提。然肺为娇脏，外邪侵袭则宣肃功能发生障碍，呈现肺气不宣、肺失肃降、肺气上逆等病态。陈树真临证时常从恢复肺之宣降功能出发，随证加减用药，多有效验。

四、喘证案

患者，男，43 岁，2012 年 5 月 13 日就诊。

主诉：咳嗽、咳痰 3 年。

现病史：患者咳嗽，咳痰，痰白有沫，胸闷，气喘，无腹胀、大便干，舌苔白，脉滑。既往史：慢性肺气肿病史 3 年。

西医诊断：支气管哮喘。

中医诊断：喘证，肺热痰阻证。

治法：清肺止咳，化痰平喘。

处方：五子汤加减。

用药：瓜蒌 12g，苦杏仁 10g（后下），桔梗 10g，百部 10g，陈皮 10g，半夏 10g，紫菀 10g，干姜 6g，五味子 6g，枇杷叶 10g，川贝母 6g，鱼腥草 30g，牛蒡子 10g，冬瓜子 15g。

患者服药 6 剂后诸症大减，再服 4 剂后诸症基本消失。

按语：呼吸气促者谓之喘，喘是气道奔迫，主要在于气急；喉中有声者谓之哮，哮是气为痰阻，主要在于喉中有哮鸣声。喘不必兼哮，而哮常兼有喘，故中医将哮喘连称。本病与肺、肾的关系密切，肺为气之主，肾为气之根，肺金为母，肾水为子，母病可以及子，故哮喘日久者，其肾必虚；肾为气根，肾虚则不能纳气，进而影响肺主气之功能，导致哮喘反复发作。

陈树真认为哮喘有冷热之别，有虚实之分，寒证多用射干麻黄汤、定喘汤加减，伴有胸部发冷者加用甘草干姜汤；热证多用银翘散加减，伴有高气道反应（过敏反应）者加用荆芥、蝉蜕、地龙、蜈蚣以抗过敏。实证多表现为肺胃实热，风痰盛、咽痒者加用荆芥、蝉蜕、地肤子等祛风药，伴水肿者加用车前子以利水止咳；虚证多表现为肺肾两虚，治疗选用核桃、白果、淫羊藿、五味子、沉香等以补肾纳气。陈树真在临床上自拟五子汤（芥子、紫苏子、莱菔子、地肤子、牛蒡子）治疗哮喘，临证加减运用多有效验。

第二节　心系疾病医案

一、不寐案

（一）病案一

患者，女，59 岁，2013 年 8 月 7 日就诊。

主诉：失眠 1 个月。

现病史：患者近 1 个月来夜间辗转不能入眠，最多睡眠 4 个小时，心烦，心悸，多梦。舌质紫红，舌苔薄黄腻，脉弦滑。既往史：宫颈癌术后 1 年，目前病情平稳，否认高血压病、冠心病、糖尿病、肾病等慢性疾病病史，否认肝炎、结核等传染病病史，否认药物、食物过敏史。

西医诊断：失眠。

中医诊断：不寐，痰热内扰证。

治法：化痰清热，宁心安神。

处方：温胆汤加减。

用药：陈皮 10g，半夏 10g，竹茹 10g，枳实 10g，栀子 10g，酸枣仁 30g，黄连片 6g，莲子心 5g，合欢花 10g，远志 10g，茯苓 10g，珍珠母 30g（先煎），磁石 30g（先煎），龙骨 30g（先煎），牡蛎 30g（先煎）。

复诊：患者服药 10 剂后脉症好转，继续按上方加减调理 1 个月，症状消失。

按语：陈树真认为不寐有虚实之分，虚者多属阴虚火旺、心脾两虚、心胆气虚；实者多为肝郁化火、痰热内扰，临床应辨证治疗。本案患者证属痰热内扰，故用温胆汤加减以清热化痰，酌加镇惊安神药物以取良效。

（二）病案二

患者，女，70 岁，2014 年 2 月 11 日就诊。

主诉：失眠反复发作十余年，加重数日。

现病史：患者反复失眠十余年，近期因情志不畅导致病情加重，夜间辗转难眠，伴烦躁、头晕、纳呆等不适。舌暗红，苔薄黄腻，脉弦。

西医诊断：失眠。

中医诊断：不寐，气郁化火、痰热扰心证。

治法：清热化痰，养心安神。

处方：温胆汤加减。

用药：陈皮 10g，半夏 10g，竹茹 10g，枳实 10g，茯苓 10g，黄连片 6g，栀子 10g，炒酸枣仁 30g，夜交藤 15g，肉桂 3g，合欢花 10g，珍珠母 30g（先煎），夏枯草 10g，龙骨 30g（先煎），牡蛎 30g（先煎），焦神曲 10g。

复诊：患者服药 7 剂后睡眠明显改善，每晚可睡 5～6 小时，头晕、心烦好转。效不更方，陈树真嘱患者继服上方 5 剂以巩固疗效。

按语：本案患者失眠多年，平素易急躁，伴有头晕、恶心、纳呆等症，病机为胆经郁热，内扰心神，故陈树真选用温胆汤以清胆和胃、宁心安神。方中以半夏为君。能燥湿化痰、降逆和胃，与夏枯草相配伍可交通阴阳，发挥"阴阳既通，其卧立安"之效；配伍黄连、栀子清心火，酸枣仁、夜交藤养心安神，珍珠母、龙骨、牡蛎镇心安神，枳实、竹茹、焦神曲和胃安神。诸药合用，标本兼治。

二、胸痹案

（一）病案一

患者，女，57 岁，2013 年 3 月 9 日就诊。

主诉：胸部阵发性憋闷不适 1 年，加重 3 日。

现病史：患者近 3 年来胸部阵发性憋闷不适，休息后症状缓解，在当地医院诊断为冠心病，平素口服硝酸异山梨酯、阿司匹林等药物控制症状，但症状仍反复发作。近 3 日，患者症状加重，胸前区闷痛不适，左侧卧位症状加重，伴短气、心悸。舌质红，苔白腻，脉弦细滑。既往史：无其他病史。辅助检查：心电图示冠状动脉供血不足。

西医诊断：冠心病。

中医诊断：胸痹，痰浊痹阻证。

治法：宣痹通阳，理气豁痰。

处方：瓜蒌薤白半夏汤加减。

用药：瓜蒌 12g，薤白 10g，厚朴 10g，枳实 10g，麦冬 10g，黄连片 10g，远志 10g，灵芝 10g，郁金 10g，五味子 6g，陈皮 15g，瞿麦 10g，泽泻 10g，党参片 10g，炒酸枣仁 30g，焦山楂 10g，焦神曲 10g，焦麦芽 10g。

复诊：患者服药 17 剂后症状明显缓解，继续调服月余，症状消失。

按语：本案患者年近花甲，脾胃虚弱，运化失司，酿湿生痰，上犯心胸，清阳不升，气机不畅，心脉痹阻，遂成本病。陈树真治疗本病以理气化痰、通阳宣痹为法，方选瓜蒌薤白半夏汤加减。

（二）病案二

患者，女，40 岁，2014 年 4 月 23 日就诊。

主诉：胸闷、气短反复发作 3 个月。

现病史：患者 3 个月前无明显诱因出现胸闷，气短，嗳气，痰多，在当地医院按冠心病治疗，口服中、西药物（名称、用量不详）后症状不减。

既往史：否认高血压病、糖尿病等慢性疾病病史，否认肝炎、结核等传染病病史，否认外伤、手术及输血史；预防接种情况不详，否认药物及食物过敏史。体格检查：体态肥胖，双肺呼吸音清，未闻及明显干湿性啰音，心界不大，心率 75 次 /min，各瓣膜听诊区未闻及病理样杂音。舌淡暗，有瘀斑，苔白腻，脉弦滑。辅助检查：心电图示大致正常心电图。

西医诊断：心脏神经症。

中医诊断：胸痹，痰瘀互结证。

治法：豁痰逐瘀通脉。

处方：瓜蒌薤白半夏汤加味。

用药：瓜蒌 12g，薤白 10g，半夏 10g，茯苓 10g，苦杏仁 10g（后下），厚朴 10g，枳实 10g，香附 10g，郁金 10g，砂仁 10g（后下），旋覆花 10g（包煎），桂枝 10g，甘草片 6g。

患者服药 7 剂后诸症减轻。

按语：本案患者证属痰浊瘀结心胸。《金匮要略·胸痹心痛短气病脉证治》言："胸痹，胸中气塞，短气，茯苓杏仁甘草汤主之。"陈树真指出，胸痹不得卧，心痛彻背者，宜用瓜蒌薤白半夏汤；气盛于水，胸中气塞、短气者，宜用茯苓杏仁甘草汤；水盛于气者，宜用橘皮枳实生姜汤，临证时常将以上三方化裁使用，每获良好疗效。

第三节　脑系疾病医案

一、中风案

患者，男，58 岁，2012 年 9 月 6 日就诊。

主诉：右侧口眼㖞斜，语言不利 1 周。

现病史：患者 1 周前受风寒后出现右侧口眼㖞斜，面部肌肉僵硬，语言不利，吐字不清，口角流涎，经输液治疗无效，遂前来就诊。既往史：脑梗死病史 3 年，左侧肢体活动不灵活。体格检查：神志清楚，言语不利，右侧鼻唇沟变浅，伸舌右偏，右眼睑闭合不紧，左侧肢体肌力 4 级。舌质暗红，苔黄腻，脉弦滑。

西医诊断：脑梗死后遗症；面神经麻痹。

中医诊断：中风，痰瘀阻络证。

治法：活血化瘀，通络息风。

处方：牵正散加减。

用药：菊花 12g，黄芪 10g，白芍 10g，羌活 10g，天竺黄 10g，白附子 10g，防风 10g，全蝎 6g，钩藤 10g（后下），蜈蚣两条，葛根 15g，蝉蜕 10g，牛蒡子 10g，甘草片 6g。

患者服药 6 剂后口眼㖞斜明显减轻，继服 6 剂后基本恢复正常。

按语：本案患者为脑梗死后遗症继发面神经麻痹，辨证要点为痰瘀阻络，肝阳偏亢，复感外邪，外风引动内风，故治以羌活、防风、蝉蜕、牛蒡子等祛在表之风寒，以全蝎、蜈蚣、钩藤、白附子等息风化痰通络，内外兼治，效如桴鼓。

二、眩晕案

（一）病案一

患者，男，71 岁，2012 年 11 月 2 日就诊。

主诉：眩晕 1 个月。

现病史：患者 1 个月前出现眩晕，走路不稳如醉酒状，无视物眩晕、恶心呕吐，颈部僵硬不适，失眠，最多睡眠 4 个小时。既往史：既往体健，否认高血压病、冠心病、糖尿病、肾病等慢性疾病病史，否认肝炎、结核等传染病病史，否认药物、食物过敏史。体格检查：精神可，饮食正常，眠差。血压不高，颈部僵硬，屈颈试验（＋），闭目直立试验（＋）。舌淡红，苔薄白，脉沉细。辅助检查：头颈部 CT 提示颈椎退行性改变。

西医诊断：颈椎病。

中医诊断：眩晕，气血不足、经脉失养证。

治法：益气养血，祛风通络。

处方：栝楼桂枝汤加减。

用药：桂枝 10g，葛根 10g，白芍 10g，黄芪 10g，川芎 10g，天花粉 10g，羌活 10g，丹参 20g，威灵仙 10g，天麻 6g，钩藤 10g（后下），酸枣仁 30g，五味子 6g，龙骨 30g（先煎），牡蛎 30g（先煎），甘草片 6g。

复诊：患者服药两剂后症状明显减轻，服药 4 剂后症状消失。陈树真嘱患者继服上方 5 剂以巩固疗效。

按语：本案患者为老年男性，气血亏虚，筋脉失养而致颈部僵硬不适，脑窍失养而致头晕。陈树真施以栝楼桂枝汤以调和营卫、生津舒筋，加用黄芪、丹参、羌活等益气养血祛风之品，共奏养血通痹之功。

（二）病案二

患者，男，47 岁，2012 年 4 月 17 日初诊。

主诉：头晕两年，加重数日。

现病史：患者患慢性肾小球肾炎两年，尿蛋白（++ 或 +++），血压 170/95mmHg（1mmHg ≈ 0.133kPa）左右，常感头晕，脚轻，无下肢水肿，腰酸、腰痛不明显，曾服用坎地沙坦、肾炎四味片、卡托普利等药物治疗。患者近日因工作劳累影响休息，头晕加剧，故来院就诊。刻下症：头晕、头沉、口干，舌质红、苔薄黄，脉弦数。

西医诊断：头晕，慢性肾小球肾炎。

中医诊断：眩晕，阴虚阳亢证。

治法：滋阴平肝潜阳。

处方：六味地黄汤合天麻钩藤汤加减。

用药：生地黄 10g，白芍 10g，天麻 6g，黄芩片 10g，钩藤 15g（后下），杜仲 10g，夜交藤 10g，桑寄生 10g，金樱子 10g，覆盆子 10g，芫蔚子 20g，石决明 30g。5 剂，水煎服，每日 1 剂。嘱患者注意休息。

2012 年 4 月 23 日二诊：患者头晕、头沉明显减轻，稍有口干。上方继服 5 剂。

后期随访，患者诸症不显，病情平稳。

按语：肝为风木之脏，内寄相火，赖肾水涵养。本案患者罹患肾病日久，肾阴亏耗，不能涵木，每致肝阳上亢，导致血压增高，蛋白尿加重，症见眩晕、头痛，或下肢水肿，舌质红、苔薄黄，脉弦细。故治疗以六味地黄汤合天麻钩藤汤加减以滋阴平肝。

三、痫证案

患者，男，30 岁，2014 年 3 月 18 日就诊。

主诉：脑外伤后癫痫发作半年，加重数日。

现病史：患者半年前因车祸致头部受伤，颅内出血，经住院治疗后四肢活动基本正常，但出现阵发性四肢抽搐，每周发作 1～2 次，无意识障碍，未予重视。近日，患者因情绪激动及劳累，导致四肢抽搐频繁发作，遂前来就诊。刻下症：阵发性肢体抽搐，每日发作 1～2 次，每次持续 1～2 分钟，无意识障碍，伴心悸、自汗、乏力等不适。辅助检查：脑电图示有轻度异常。

西医诊断：脑外伤后继发性癫痫。

中医诊断：痫证，气阴不足、痰瘀阻络、肝风内动证。

治法：益气养阴，化瘀通络，息风止痉。

处方：生脉散加味。

用药：党参片 10g，麦冬 10g，五味子 6g，天麻 6g，钩藤 15g（后下），全蝎 6g，羌活 10g，桑叶 10g，浮小麦 30g，石菖蒲 9g，山萸肉 10g，龙骨 30g（先煎），牡蛎 30g（先煎），炒酸枣仁 30g。

复诊：患者服药 7 剂后四肢抽搐发作次数明显减少，心悸、汗出等症亦减轻。效不更方，原方继服以巩固疗效。

按语：本案患者因车祸导致脑外伤，痰浊瘀血阻于脑络，致清窍失养，虚风内动，引发肢体抽搐；久病伤阴耗气，故见心悸、自汗、乏力诸症。治以生脉散益气养阴，天麻、钩藤、全蝎、羌活、桑叶息风止痉，石菖蒲醒脑开窍，山茱萸、酸枣仁、浮小麦养心安神止汗，龙骨、牡蛎镇心安神。标本兼治，疗效显著。

第四节 脾胃疾病医案

一、胃痛案

（一）病案一

患者，男，65 岁，2012 年 7 月 23 日就诊。

主诉：上腹部隐痛、胀满，胃灼热，不欲饮食，嗳气 3 年。

现病史：患者自诉上腹部隐痛、胀满，胃灼热，不欲饮食，嗳气 3 年，经胃镜检查确诊为慢性萎缩性胃炎，多方求医未见好转，遂前来就诊。刻下症：上腹部隐痛、胀满，胃灼热，不欲饮食，嗳气，舌红，苔黄腻，脉数。

西医诊断：慢性萎缩性胃炎。

中医诊断：胃痛，气虚血瘀、湿热中阻证。

治法：益气活血，清热利湿。

处方：补中益气汤加减。

用药：党参片 10g，黄芪 20g，白术 10g，茯苓 12g，佛手 10g，香橼 10g，三棱 6g，莪术 6g，薏苡仁 20g，栀子 9g。

复诊：患者服药 6 剂后上腹部隐痛、胀满消失，仍有胃灼热、不欲饮食、嗳气。原方加海螵蛸 20g、六神曲 10g、焦麦芽 15g。患者服二诊方 7 剂后上述症状基本消失，陈树真嘱其再服 7 剂以巩固疗效。

按语：慢性萎缩性胃炎是一种以胃黏膜固有腺体萎缩为病变特征的临床常见疾病，主要表现为上腹部隐痛、痞满、胃灼热、食欲不振、嗳气等，属中医"胃脘痛""痞满"等范畴。陈树真认为慢性萎缩性胃炎的病因为脾胃禀赋不足，或久病脾胃受损，或长期饮食不节，过食生冷、辛辣刺激之品，或情志刺激等。这些病因导致脾胃升降失和，湿热中阻，久而则气血亏虚，瘀血阻滞。陈树真治疗慢性萎缩性胃炎时注重将辨证与辨病相结合，重视补气药、活血化瘀药的应用，以及合并病的治疗。

（二）病案二

患者，女，60 岁，2013 年 1 月 18 日就诊。

主诉：胃脘胀满不适 1 个月。

现病史：患者 1 个月前无明显诱因出现胃脘胀满不适，食后尤甚，纳呆，喜暖喜按，自觉有左胁下跳动感、后背凉感。既往史：既往体健，否认高血压病、冠心病、糖尿病、肾病等慢性疾病病史，否认肝炎、结核等传染病史，否认药物、食物过敏。体格检查：精神可，面色萎黄，腹软，上腹部叩诊鼓音、压痛，无反跳痛，舌淡，苔薄白，脉沉细。辅助检查：胃镜提示慢性胃炎。

西医诊断：慢性胃炎。

中医诊断：胃痛，脾胃虚寒证。

治法：温中补虚，散寒止痛。

处方：良附丸加减。

用药：香附 10g，高良姜 6g，吴茱萸 6g，半夏 10g，陈皮 10g，莱菔子 15g，厚朴 10g，枳实 10g，六神曲 10g，佛手 10g，麦芽 10g。

复诊：患者症状明显减轻，胃微胀满，后背凉感较前好转，继服上方 5 剂以善后。

按语：本案患者年过六旬，脾胃虚弱，中阳亏虚，胃失温养，内寒滋生，中焦虚寒而致胃痛。陈树真选用温中补虚、散寒止痛的治法，方中高良姜、吴茱萸、半夏等散寒健脾，香附、陈皮、莱菔子、厚朴、枳实等理气除痞。诸药相合，共奏良效。

二、胃痞案

患者，男，45 岁，2014 年 6 月 25 日就诊。

主诉：痞满、恶心 3 日。

现病史：患者 3 日前因天气炎热，进食生冷后出现腹痛、恶心、呕吐等症，自服奥美拉唑、枸橼酸铋钾胶囊等西药治疗后腹痛、呕吐好转，仍自觉脘腹胀满，恶心不欲食，偶有胃灼热、反酸，大便溏而不爽。舌质红，苔薄黄腻，脉弦细数。既往史：十二指肠球部溃疡病史多年，常遇天气变化或饮食不节而发作。

西医诊断：十二指肠球部溃疡。

中医诊断：胃痞，湿热内蕴、中焦气滞证。

治法：清热利湿，和胃降逆。

处方：半夏泻心汤合旋覆代赭汤、左金丸加减。

用药：半夏 10g，黄芩片 10g，黄连片 6g，干姜 6g，党参片 10g，吴茱萸 6g，煅瓦楞子 10g（先煎），海螵蛸 10g，旋覆花 10g（包煎），赭石 30g（先煎），甘草片 6g。

患者服药 3 剂后诸症皆除，饮食如常。陈树真嘱其禁食生冷油腻及辛辣刺激之品，以防反复。

按语：本案患者素有十二指肠球部溃疡病史，脾胃气虚，运化失常，湿热内蕴，复因饮食不节，过食生冷而损伤脾胃，致中焦气机不畅，升降失常。寒热错杂，虚实互见，症见上呕下利、腹满不能食等。陈树真治以半夏泻心汤辛开苦降、散结除痞，合旋覆代赭汤和胃降逆，合左金丸及煅瓦楞子、海螵蛸治酸护胃。药证合拍，效如桴鼓。

三、呕吐案

患者，女，75 岁，2014 年 7 月 1 日就诊。

主诉：恶心、呕吐 5 日。

现病史：患者近日因情志不畅，复感寒邪，出现胸闷、腹胀，恶心呕吐不能进食，在社区医院查血、尿常规，肝、肾功能及经腹部超声检查等均未见明显异常，接受补液治疗 3 日，仍不能进食，食入即吐，今来就诊。刻下症：胸脘满闷，恶心呕吐，不能进食，大便 5 日未行。舌暗红，苔黄腻，脉滑数。既往史：慢性胃炎、慢性胆囊炎病史。

西医诊断：急性胃炎。

中医诊断：呕吐，湿热壅遏、肺胃不和、腑气不通证。

治法：清热利湿，宣通气机。

处方：苏叶黄连汤加味。

用药：紫苏叶 3g，黄连片 5g，大黄 6g。水煎，少量频服。

患者服药 1 剂即呕止、便通，继服 1 剂后诸症豁然而消。

按语：苏叶黄连汤见于薛生白《湿热病篇》，原文曰："湿热证，呕恶不止，昼夜不瘥，欲死者，肺胃不和，胃热移肺，肺不受邪也。宜用川连三四分，苏叶二三分，两味煎汤，呷下即止。"本方为陈树真治呕常用方，凡属湿热壅滞、肺胃不和者，不论外感呕吐、胃肠呕吐、肝胆呕吐、肾病呕吐或妊娠呕吐均可应用。方中黄连苦寒，清利湿热，降胃火之上冲，紫苏叶辛甘芳香以通宣肺气。二药辛开苦降，宣畅气机，恰合湿热内壅、肺胃不和所致呕吐的病机。本案患者大便 5 日未行，故加大黄以泄热通便。本方药味少、用量轻，有"轻可去实""四两拨千斤"之意，少量频服，取效甚速。

四、呃逆案

患者，男，60 岁，2013 年 12 月 17 日就诊。

主诉：反复呃逆 1 年，加重数日。

现病史：患者 1 年前脑卒中后出现阵发性呃逆，查胃镜示慢性胃炎、反流性食管炎，经多种中、西药物及针灸治疗后仍时有发作，伴有胃灼热、胃胀。近日，患者因天气变化症状加重，遂前来就诊。刻下症：呃逆频作，呃声低沉，伴腹胀、纳差、胃灼热、反酸，大便略干。舌淡红，苔白，脉弦。

西医诊断：脑卒中后遗症。

中医诊断：呃逆，胃虚气逆证。

治法：健脾理气，和胃降逆。

处方：旋覆代赭汤加减。

用药：党参片 10g（另煎，先服），木香 10g，砂仁 10g（后下），陈皮 10g，半夏 10g，枳实 10g，厚朴 10g，紫苏梗 10g，丁香 10g，郁金 10g，佛手 10g，旋覆花 10g（包煎），赭石 30g（先煎），煅瓦楞子 15g（先煎）。

复诊：患者服药 5 剂后症状明显好转，继服 5 剂后呃逆消除，随访 1 个月未复发。

按语：本案患者反复呃逆 1 年余，患病日久，胃气已伤。陈树真治以旋覆代赭汤补虚降逆，令患者先服党参，再服其余理气降逆药，意在扶助胃气，使其先升后降，有效调理气机。方中另有丁香、郁金两味药物，陈树真认为二者虽属十九畏，但配伍使用可温中行气，契合本病病机，"有故无殒，亦无殒也"，故大胆用之。

五、腹痛案

患儿，女，8 岁，2015 年 1 月 13 日就诊。

主诉：腹痛 1 周。

现病史：患儿 1 周前出现发热、腹痛、呕吐等症，在社区医院接受药物治疗（具体不详）后体温恢复正常，但仍阵发腹痛，不欲进食，今来就诊。刻下症：阵发性脐周疼痛，恶心不欲食，大便两日未行，无发热、头痛、咽痛等其他不适症状。体格检查：心肺无异常，腹软，脐周压痛，无反跳痛及肌紧张。舌淡红，苔薄黄腻，脉细滑。辅助检查：腹部彩色多普勒超声检查提示肠系膜淋巴结肿大。

西医诊断：肠系膜淋巴结炎。

中医诊断：腹痛，湿热壅滞、气机不畅证。

治法：清热利湿，理气止痛。

处方：薏苡附子败酱散加减。

用药：薏苡仁 15g，败酱草 10g，制附片 3g（先煎），木香 10g，枳壳 10g，青皮 10g，乌药 10g，延胡索 10g，橘核 6g，净山楂 10g，白芍

10g，甘草片 3g。

患者服药 5 剂后腹痛即愈，饮食如常。

按语：肠系膜淋巴结炎是儿童腹痛的常见病因。本病多由感受外邪所致，因小儿脏腑娇嫩，阳常有余，脾常不足，易有食积，郁而化热，外邪直中或由表入里，内外合邪，易致湿热壅滞，气机不畅，不通则痛。陈树真治以薏苡仁、败酱草清热解毒利湿，辅以少量附子振奋阳气、辛温散结，佐以木香、枳壳、青皮等理气止痛之品，疗效满意。

六、便秘案

（一）病案一

患者，女，35 岁，2014 年 10 月 30 日就诊。

主诉：便秘 3 年余。

现病史：患者近 3 年来大便不畅，每 3～4 日一行，未曾接受系统诊治，间断服用复方芦荟胶囊等通便药物，平素大便黏滞不爽，进食后常感腹胀，进食生冷尤甚，食欲尚可，小便正常。舌淡胖，苔白腻，脉濡滑。

西医诊断：便秘。

中医诊断：便秘，脾虚湿滞、腑气不通证。

治法：健脾化湿，行气导滞。

处方：平胃散合三仁汤加减。

用药：广藿香 10g，紫苏梗 10g，半夏 10g，厚朴 10g，陈皮 10g，茯苓 10g，苍术 10g，白术 10g，枳实 10g，苦杏仁 10g（后下），薏苡仁 30g，当归 10g，羌活 10g，甘草片 6g。

复诊：患者服药 10 剂后大便基本正常，每日一行，排便顺畅。陈树真嘱患者继服 5 剂以巩固疗效，并注意饮食，适当运动。随访 1 个月，患者大便正常。

按语：陈树真认为脾虚湿滞型便秘的病因主要涉及 3 个方面，一是素体脾胃虚弱，运化功能失常，湿邪内生；二是后天失养，饮食不节，过食辛辣油腻或生冷之物损伤脾胃，加之平素久坐少动，缺乏体育锻炼，导致胃肠功能减弱；三是过用苦寒类药物损伤脾胃。上述三种情况均可致脾虚不能运化水湿，湿阻气滞，腑气不畅，最终导致便秘。陈树真治疗本病以健脾化湿、理气导滞为主，选用平胃散合三仁汤加减治疗。此外，陈树真强调不可过用苦寒泻下之剂，以免进一步损伤脾胃。

（二）病案二

患者，女，50 岁，2014 年 10 月 8 日就诊。

主诉：大便不畅半年余。

现病史：患者近半年来大便不畅，每 1～2 日一行，质不硬，但排出不畅，有下坠感及排便不尽感，查便常规及结肠镜均未见明显异常。患者曾口服通便灵胶囊、麻仁润肠丸等药物治疗，服药时排便略畅，停药则病情反复，并渐出现腹胀纳呆、气短乏力、睡眠不佳等症。舌淡胖，苔白，脉沉。

西医诊断：便秘。

中医诊断：便秘，脾虚气弱证。

治法：补益中气，理气通便。

处方：补中益气汤加减。

用药：党参片 10g，黄芪 10g，白术 15g，白芍 10g，陈皮 10g，枳实 10g，火麻仁 15g，炒莱菔子 15g，炒酸枣仁 30g，肉苁蓉 30g，羌活 10g，炙甘草 6g。

复诊：患者服药 5 剂后症状明显好转，继服 10 剂而诸症豁然而消。随访 1 个月，患者饮食二便均恢复正常。

按语：陈树真治疗便秘时，常在润肠及理气药中加入一味羌活。羌活为风药，"风胜则动"，陈树真取其主升主动、温散祛湿之性，旨在促进患者胃肠蠕动，并调理气机，益胃健脾。本案患者属于气虚秘，故陈树真治以补中益气汤加减以补气健脾、理气通便，再配伍一味羌活，使气机通畅、补而不滞，在改善患者便秘的同时，调理其脏腑功能，避免病情反复。治病求本，配伍得当，收获良效。

七、泄泻案

患者，男，62岁，2013年8月10日就诊。

主诉：腹泻3日。

现病史：患者3日前无明显诱因出现腹泻，呈水样便，每日腹泻5～6次，无腹痛、呕吐，无黏液便，在当地诊所接受静脉滴注及药物口服治疗后未见明显好转，遂前来就诊。既往史：慢性肝炎、肝硬化病史，否认高血压病、糖尿病等其他慢性疾病病史，否认伤寒、结核等其他传染病史，否认药物、食物过敏史，否认外伤、手术及输血史，预防接种情况不详。体格检查：精神差，面黄，心、肺未见明显异常，腹软，无压痛、反跳痛，移动性浊音（－）。舌根苔黄，余处苔白，舌底静脉曲张，脉弦。

西医诊断：急性肠炎。

中医诊断：泄泻，肝郁脾虚兼湿热证。

治法：疏肝健脾，清热利湿。

处方：痛泻要方加减。

用药：柴胡5g，白芍10g，焦白术10g，茯苓10g，陈皮10g，当归10g，大腹皮10g，郁金10g，薏苡仁30g，山药10g，白花蛇舌草15g，夏枯草10g，鸡内金10g，麦芽10g。

复诊：患者服药6剂后诸症大减，大便成形且次数减少。陈树真嘱患者继服前方，患者又服药3剂而愈，遂用疏肝健脾药物调理以善后。

按语：本案患者素体脾虚，运化无力，兼失肝之疏泄。肝郁脾虚，脾胃气机升降失司，水谷停滞而导致泄泻。陈树真认为治疗本病当以疏肝健脾、调理气机为要，选用痛泻要方为主方，佐以白花蛇舌草、薏苡仁等清利湿热之品，再加当归、郁金等药以理血散瘀，标本兼治。

第五节 肝胆疾病医案

一、胁痛案

（一）病案一

患者，女，44 岁，2014 年 2 月 26 日就诊。

主诉：右胁胀痛 1 个月。

现病史：患者 1 个月前着急后出现右胁肋胀痛不适，嗳气，不欲饮食，口服解痉药、胃动力药及中药疗效不明显。既往史：否认高血压病、糖尿病等慢性疾病病史，否认肝炎、结核等传染病史，否认药物、食物过敏史，否认外伤、手术及输血史，预防接种情况不详。体格检查：肝、脾肋下未触及，肝区无叩痛，墨菲征（-），右上腹叩诊呈鼓音。舌质淡红，苔薄黄腻，脉弦滑。辅助检查：经腹部超声检查未见明显异常。

西医诊断：结肠肝曲综合征。

中医诊断：胁痛，肝气郁结证。

治法：疏肝理气。

处方：柴胡桂枝汤加减。

用药：柴胡 6g，桂枝 10g，半夏 10g，莱菔子 15g，黄芩片 10g，白芍 10g，香橼 10g，厚朴 10g，枳实 10g，绿萼梅 10g，佛手 10g，娑罗子 10g，六神曲 10g，预知子 10g。

复诊：患者服药 7 剂后胁肋胀痛消失，仍嗳气，舌淡胖，苔薄黄。前方加木香，继服 5 剂以巩固疗效。

按语：结肠肝曲综合征为结肠功能运动障碍性疾病，属于肠易激综合征范畴，临床比较常见。陈树真用柴胡桂枝汤加减治疗本病，方中柴胡疏肝解郁，香橼、枳实、莱菔子、佛手、娑罗子、预知子、六神曲理气除胀，半夏、厚朴、黄芩、绿萼梅化痰降逆，白芍缓急止痛，桂枝平冲降逆。全方共奏疏肝理气止痛、和胃降逆之功。

（二）病案二

患者，女，69岁，2013年4月16日就诊。

主诉：右胁肋部胀痛1个月。

现病史：患者近1个月无明显诱因出现右胁肋部胀痛，伴有嗳气，嗳气则胁痛稍舒，无发热、恶寒、恶心、呕吐等其他不适，纳食可，二便调，舌淡红，苔薄黄，脉弦，查肝功能、经腹部超声检查等未见明显异常，服用多潘立酮等药物效果不明显。

西医诊断：结肠肝曲综合征。

中医诊断：胁痛，肝胃不和证。

治法：疏肝和胃，行气止痛。

处方：柴胡桂枝汤加减。

用药：柴胡6g，黄芩片10g，桂枝10g，白芍10g，半夏10g，枳实10g，厚朴10g，炒莱菔子15g，佛手10g，香橼10g，娑罗子10g，绿萼梅10g，预知子10g，焦神曲10g。

复诊：患者服药6剂后胁肋胀痛已除，仍偶有嗳气。前方加木香10g，继服5剂以善后。

按语：结肠肝曲综合征属肠道功能紊乱性疾病，临床表现为胁肋部胀满或疼痛，辅助检查常无明显异常。中医认为其病位在肝经，病机为肝气不舒，气机不畅。木郁克土，胃气上逆，故见胁肋胀痛、嗳气等症。陈树真治疗本病主要选用柴胡桂枝汤加减，旨在疏肝理气、和胃降逆，临床效果显著。

二、黄疸案

患者，女，75岁，2012年8月20日入院。

主诉：腹胀、纳差、面色发黑1个月。

现病史：患者1个多月前出现腹胀，纳差，面色发黑，西医诊断为肝硬化失代偿期，经内科综合治疗1周后症状缓解不明显。内科于2012年8月28日请陈树真会诊。刻下症：精神萎靡，面色灰黑，眼周尤甚，腹胀，纳差，口干不欲饮，大便干，小便黄。体格检查：腹部膨隆，腹水征（+），双下肢中度凹陷性水肿，舌质暗黑，苔黄厚腻，脉沉弦。

西医诊断：肝硬化失代偿期；慢性肝衰竭；腹水。

中医诊断：黄疸（黑疸），湿热内蕴、气滞血瘀水停证。

治法：清热利湿，活血理气利水。

处方：茵陈蒿汤加减。

用药：黄柏10g，茵陈10g，木香10g，枳实10g，茯苓皮10g，大腹皮10g，青皮10g，丹参15g，猪苓10g，泽泻10g，白术10g，防己10g，鸡内金10g，炒麦芽15g。5剂，每日1剂，水煎服。

2012年9月4日二诊：患者精神尚可，腹胀减轻，纳食增加，面色灰黑亦略转淡，舌紫暗，苔薄黄，脉沉弦。效不更方，初诊方加干益母草15g、郁金10g，继服7剂。

2012年9月11日三诊：患者精神明显好转，纳可，二便调，面黑转淡，查体腹水征（-），双下肢无明显水肿，舌质暗，苔薄黄，脉沉弦。二诊方加肉桂5g，继服14剂。

患者共服药4周，病情好转出院，后间断服用疏肝健脾、活血利水中药。随访1年，患者病情平稳。

按语：《金匮要略·黄疸病脉证并治》曰："酒疸下之，久久为黑疸，目青面黑。"《金匮要略心典》注曰："酒疸虽有可下之例，然必审其腹满、脉沉弦者，而后下之；不然，湿热乘虚陷入血中，则变为黑疸。目青面黑，皮肤不仁，皆血变而瘀之征也。"综上所述，黑疸多由慢性肝病演变而来，或由失治、误治所致。其病机为湿热内蕴、气滞血瘀水停，故治疗当清热利湿、理气活血利水为主。陈树真方用黄柏、茵陈清热利湿，青皮、木香、枳实、大腹皮理气消胀，丹参、郁金凉血活血，茯苓皮、猪苓、泽泻、防己利水渗湿，益母草利尿消肿，白术、肉桂健脾温肾，以助气血畅行，鸡内金、炒麦芽固护胃气。诸药合用，使湿热祛，气血行，诸症自愈。

三、鼓胀案

患者，女，29 岁，2013 年 8 月 30 日就诊。

主诉：腹胀、纳呆 1 个月。

现病史：患者近 1 个月出现脘腹胀满，食欲不振，恶心，厌油腻，乏力，口服中、西药物疗效不明显。既往史：慢性乙型肝炎 10 年，否认高血压病、糖尿病等其他慢性疾病病史，否认伤寒、结核等其他传染病史，否认药物、食物过敏史，否认外伤、手术及输血史，预防接种情况不详。体格检查：肝、脾肋下未触及，无叩击痛，腹胀，叩诊呈鼓音，无压痛及反跳痛。舌苔黄腻、脉细弱。辅助检查：经腹部超声检查示肝硬化早期。

西医诊断：慢性乙型肝炎，肝硬化。

中医诊断：鼓胀，湿热壅阻、肝郁脾虚证。

治法：清热利湿，疏肝健脾。

处方：柴胡疏肝散加减。

用药：柴胡 5g，黄芩片 10g，木香 10g，枳壳 10g，佩兰 10g，青皮 10g，郁金 10g，广藿香 10g，茵陈 15g，蒲公英 30g，丹参 20g，垂盆草 10g，鸡骨草 10g，预知子 10g，娑罗子 10g，薏苡仁 15g，焦山楂 10g，焦神曲 10g，焦麦芽 10g，积雪草 10g。

复诊：患者服药 7 剂后诸症减轻，仍觉四肢无力。陈树真调方如下：柴胡 5g，黄芩片 10g，木香 10g，青皮 10g，郁金 10g，广藿香 10g，茵陈 15g，丹参 20g，垂盆草 10g，鸡骨草 10g，预知子 10g，娑罗子 10g，薏苡仁 15g，党参片 10g，茯苓 10g，焦山楂 10g，焦神曲 10g，焦麦芽 10g，积雪草 10g。患者再服 5 剂后诸症消失而愈。

按语：本案患者病性虚实夹杂，证属湿热壅阻、肝郁脾虚，治疗宜祛湿热、理气机，辅以健脾。陈树真强调慢性肝炎多属肝强失柔，肝强乘脾所致中气虚弱，水湿内停。正如叶桂所言："制木必先安土，安胃必先制木。"因此，陈树真将"抑木扶土"作为本病的治疗大法，每获良效。

第六节　肾系疾病医案

一、水肿案

（一）病案一

患者，女，63 岁，2012 年 10 月 15 日就诊。

主诉：眼睑、双手及双下肢水肿 1 周。

现病史：患者 1 周前无明显诱因出现眼睑、双手及下肢水肿，门诊查血、尿常规，肾功能等均未见异常。患者经休息、低盐饮食等处理后症状缓解不明显，现仍眼睑水肿，双手肿胀，双下肢轻度水肿，纳可，二便调，舌淡胖，苔白腻，脉濡。

西医诊断：神经性水肿。

中医诊断：水肿，脾虚湿盛证。

治法：健脾利湿、活血利水。

处方：五皮饮合防己黄芪汤加减。

用药：黄芪 15g，白术 10g，茯苓皮 10g，桑白皮 10g，陈皮 10g，大腹皮 10g，生姜皮 10g，防己 10g，车前子 10g（包煎），丹参 20g，木瓜 10g，木香 10g。

患者服药 5 剂后水肿消失。

按语：水肿可分为阴水、阳水两大类，主要责之于肺、脾、肾三脏。陈树真认为辨证时应分清表里虚实、阴水阳水，治以行气活血利水为主，辅以宣肺、健脾、温肾等法。本案患者证属脾虚湿盛，属阴水范畴，治以五皮饮合防己黄芪汤健脾利水，辅以丹参、木香、木瓜等行气活血，使气血运行顺畅，利于水肿消退。

（二）病案二

患者，男，46 岁，2013 年 3 月 12 日就诊。

主诉：肾病综合征半年余。

现病史：患者患肾病综合征半年余，经激素治疗效果不佳。查尿蛋白（+++），潜血（++）。下肢轻度水肿，舌淡胖，苔白，脉沉。

西医诊断：肾病综合征。

中医诊断：水肿，脾肾两虚、精关不固证。

治法：健脾补肾，活血利湿。

处方：济生肾气丸加减。

用药：黄芪30g，党参片10g，山药10g，生地黄10g，山萸肉10g，茯苓10g，牡丹皮10g，泽泻10g，白术10g，干益母草30g，巴戟天10g，车前子10g（包煎），金樱子10g，覆盆子10g，沙苑子10g，芡实10g，白茅根30g，白花蛇舌草10g。

患者经上方加减治疗3个月，2013年6月25日复查尿蛋白（±）、潜血（-），无明显水肿及其他自觉不适。

按语：陈树真认为肾病综合征属本虚标实、虚实夹杂之病，主要病理基础为湿、热、虚、浊、瘀，病机多属脾肾亏虚，气化不利，水湿不停，湿酿为浊，化热成毒，浊毒积聚，瘀阻肾络，终致脏腑功能失调，阴阳失和，气机逆乱，而致诸症横生，缠绵不愈，治疗多采用健脾补肾、清热解毒、通腑泄浊、活血通络等法。陈树真擅用金樱子、沙苑子、覆盆子等药治疗本病，在降低蛋白尿水平方面效果确切。此外，肾病日久必伤及于脾，往往脾肾同病。脾为后天之本，气血生化之源，脾与肾相互资生，相互充养，脾虚失运，水湿内停，久蕴化成浊毒。气血生化乏源，致气血亏虚，易感外邪从而加重病情，从而形成恶性循环，因此补脾在肾病综合征的治疗中非常重要。陈树真常采取补脾益气利水之法，选用党参、黄芪、茯苓、山药、白术等药，再用白花蛇舌草，取其泄浊解毒之功，以减少毒素潴留，降低肌酐、尿素氮等肾功能指标。多管齐下，效果显著。

二、淋证案

患者，男，22岁，2013年7月6日就诊。

主诉：右侧腰腹疼痛 4 日。

现病史：患者 4 日前无明显诱因出现右侧腰腹部疼痛，无发热、呕吐、腹泻，就诊于当地诊所，查泌尿系超声示右侧输尿管中段结石（0.6cm×0.8cm，强回声），接受药物治疗（具体用药不详）未见明显好转，遂前来就诊。既往史：既往体健，否认高血压病、糖尿病等慢性疾病病史，否认肝炎、结核等传染病史，否认药物、食物过敏史，否认外伤、手术及输血史，预防接种情况不详。体格检查：发育正常，精神可，心、肺未见异常，右肾区叩击痛。辅助检查：泌尿系超声示右侧输尿管中段结石，大小为 0.6cm×0.6cm，强回声。

西医诊断：泌尿系结石。

中医诊断：淋证，石淋。

治法：清热利湿通淋。

处方：石韦散加减。

用药：黄柏 10g，知母 10g，金钱草 60g，海金沙 15g，石韦 10g，冬葵子 10g，威灵仙 10g，车前子 10g（包煎），瞿麦 10g，白茅根 30g，槟榔 10g，滑石 10g（先煎），竹叶 6g，鸡内金 10g。

医嘱：嘱患者每次服药 40 分钟后多饮水并憋尿，含服 6 粒速效救心丸再排尿。

患者服药 3 剂后症状基本消失，再服 3 剂后无任何不适症状，复查泌尿系超声示结石消失。

按语：本案患者证属石淋，多与下焦湿热有关。邪热煎灼津液，日久成石，阻塞尿道。陈树真治疗本病以清热利湿为主，兼用金钱草、海金沙、鸡内金等利石、排石、消石之品。此外，陈树真临证时常用速效救心丸扩张输尿管，从而促进结石顺利排出，故疗效显著。

三、关格案

患者，男，72 岁，2009 年 10 月 13 日初诊。

主诉：恶心呕吐、小便量少数日。

现病史：患者罹患糖尿病肾病 7 年，因肌酐升至 640 μmol/L，尿素氮升至 12.5mmol/L，来医院行透析治疗。患者近日复因感冒，出现恶心呕吐，腹泻，日行 3～5 次，小便量少，下肢高度水肿，下肢发凉，胃中有热感，苔白润，脉沉弦。

西医诊断：糖尿病肾病尿毒症期。

中医诊断：关格，厥阴证。

治法：清降胃热，温阳利水。

处方：黄芩片 10g，黄连片 6g，党参片 10g，干姜 6g，麸炒白术 10g，茯苓 10g，猪苓 10g，车前子 10g（包煎），制附片 10g（先煎），肉桂 5g，生姜 1 块（拍碎入煎）。3 剂，每日 1 剂，水煎服。

2009 年 10 月 16 日二诊：患者恶心呕吐减轻，小便增多，腹泻减至每日两次，便溏，水肿明显消退，下肢发凉减轻。前方加干益母草 30g，芡实 10g，继服 7 剂。

2009 年 10 月 22 日三诊：患者诸症均消，肌酐降至 236 μmol/L，尿素氮降至 8.3mmol/L。因患者大便已成形，故去芡实、生姜，加玉米须 30g，继服。后随访半年，患者病情平稳。

按语：厥阴为三阴之尽，厥阴病多由他经传变而来，表现寒热相格的症状。本案患者处于肾病尿毒症期，阴阳俱虚，气机逆乱，致肝木横逆犯肾、乘脾，表现为呕吐、下利、小便不利、下肢冷、水肿的关格之证，故治疗宜选用苦寒泄降、温阳利水排浊之法。

第七节 气血津液疾病医案

一、郁证案

（一）病案一

患者，女，58 岁，2013 年 1 月 10 日就诊。

主诉：心慌、失眠 1 年。

现病史：患者 1 年前因与家人生气出现精神不振、郁郁寡欢、心悸不宁、失眠多梦、不思饮食、咽干等症。西医将其诊断为抑郁症，并予氟哌噻吨美利曲辛、劳拉西泮等精神类药物治疗。患者服药后症状时轻时重，遂前来就诊。既往史：既往体健。体格检查：舌质红，苔薄黄，脉弦细滑。

西医诊断：抑郁症。

中医诊断：郁证，阴虚火旺证。

治法：养阴清热，安神定志。

处方：百合地黄汤加味。

用药：百合 10g，生地黄 10g，知母 10g，栀子 10g，炒酸枣仁 30g，合欢皮 10g，党参片 10g，麦冬 10g，黄连片 10g，莲子心 10g，夜交藤 15g，珍珠母 30g（先煎），龙骨 30g（先煎），牡蛎 30g（先煎），灵芝 10g，甘草片 6g。

复诊：患者服药 7 剂后诸症明显好转。陈树真嘱患者继服 10 剂，并注意心理调养，保持心情舒畅，树立信心，使生活渐趋正常。

按语：陈树真认为，郁证多由精神因素所引起，以气机郁滞为基本病因。本病证属本虚标实，基本病机为情志抑郁，心血暗耗，伤阴化火，煎液成痰，痰火扰心，则致阴阳失调，气血不和而发病。本案患者证属阴虚火旺，治宜养阴清热、安神定志。方中百合、生地黄、知母、栀子、莲子心等养阴清心安神，夜交藤、合欢皮等解郁安神，珍珠母、龙骨、牡蛎等重镇安神。诸药合用，共奏良效。

（二）病案二

患者，女，36 岁，2014 年 4 月 1 日就诊。

主诉：阵发性心悸、胸闷、咽部堵闷感十余日。

现病史：患者十余日前因工作紧张，过度劳累，出现阵发性心悸，胸闷，憋气，咽部堵闷感，曾查心电图、胃镜等未见明显异常，休息及服用西药后症状无明显缓解，遂前来就诊。刻下症：阵发性心悸，胸闷，咽部堵闷感，进食尚可，少量咳痰，舌淡红，苔薄白，脉沉弦。

西医诊断：咽异感症。

中医诊断：郁证（梅核气），痰气交阻证。

治法：疏肝解郁，降气化痰。

处方：半夏厚朴汤合旋覆代赭汤、宣痹汤化裁。

用药：柴胡 6g，瓜蒌 12g，桔梗 10g，紫苏梗 10g，半夏 12g，厚朴 10g，茯苓 10g，苦杏仁 10g（后下），射干 10g，郁金 10g，莱菔子 10g，竹茹 10g，陈皮 10g，旋覆花 10g（包煎），赭石 30g（先煎）。

患者服药 7 剂后症状明显好转，继服 7 剂后已无明显不适。

按语：梅核气即西医学中的咽异感症，临床以咽部异物感、吐之不出、咽之不下为主要表现，属中医"郁证"范畴。本病多由紧张劳累、情志不畅而诱发，病机为肝郁脾虚，肺胃气逆，气机升降失常，停滞喉间，治宜疏肝解郁、降气化痰，以调畅气机为大法。本案患者症见心悸、胸闷、咽部堵闷感，且无其他异常体征，故陈树真诊断其为郁证，选用半夏厚朴汤配伍柴胡、桔梗，一升一降，调理气机，使之升降有序，复用旋覆代赭汤及吴塘之宣痹汤疏肝理气、和胃降逆。三方化裁，共奏疏肝健脾、调畅气机、利咽化痰之功。

二、血证案

（一）病案一

患者，男，56 岁，2014 年 6 月 10 日就诊。

主诉：间断咳血月余。

现病史：患者 3 个月前因患淋巴癌行手术治疗，术后接受常规化疗，1 个月前出现咳嗽，大量咳血，咳血前有气往上涌感，经当地肿瘤医院诊断为淋巴癌肺转移、肺动脉高压，接受肺动脉栓塞术治疗。刻下症：仍有少量咳血，伴咽痒、咳嗽，舌暗红，苔黄，脉细。

西医诊断：淋巴癌肺转移。

中医诊断：咳血，肺热气逆、络破血溢证。

治法：清泄肺热，凉血降气。

处方：泻白散加减。

用药：黄芩片 10g，知母 10g，瓜蒌 12g，桑白皮 20g，地骨皮 10g，栀子 10g，白及 10g，白茅根 30g，藕节 10g，麦冬 10g，苦杏仁 10g（后下），紫苏子 10g，仙鹤草 30g，赭石 30g（先煎），炒大黄 10g，白英 30g。

复诊：患者服药 6 剂，咳血基本消失。陈树真嘱患者继服 6 剂，以巩固疗效。

按语：本案患者罹患肿瘤，化疗后出现咳嗽、咳血。陈树真据其脉、症，诊为肺热气逆、络破血溢证。陈树真宗明代医家缪希雍治血三法——"宜行血不宜止血，宜补肝不宜伐肝，宜降气不宜降火"，以清泄肺热、凉血降气为法，方选泻白散并加减用药，取得满意疗效。

（二）病案二

患者，男，61 岁，2013 年 9 月 28 日就诊。

主诉：舌面出血 1 年。

现病史：患者 1 年前无明显诱因出现舌面出血，血性唾液，夜间尤甚，晨起舌面血性覆盖，无疼痛症状，求治于多家医院而疗效不明显，遂前来就诊。既往史：慢性乙型肝炎病史二十余年，发现肝脏结节十余年，否认药物、食物过敏史。体格检查：精神差，面色萎黄，吐淡红色唾液。舌面渗血，咽无充血，扁桃体不大。双肺呼吸音清，未闻及干湿性啰音。心脏听诊无异常，肝、脾未触及肿大。舌红，少苔，脉弦细数。辅助检查：血常规、凝血系列检查均未见明显异常。

西医诊断：舌出血。

中医诊断：舌衄，心肝火盛证。

治法：清心凉肝止血。

处方：泻心汤加减。

用药：黄芩片 10g，黄连片 10g，生地黄 10g，牡丹皮 10g，黄芪 10g，白芍 10g，麦冬 10g，白茅根 30g，藕节 10g，墨旱莲 10g，紫草

10g，灵芝 10g，石斛 10g，栀子 10g，麦芽 10g。

复诊：患者服药 15 剂后症状明显减轻，白天未见渗血，仅在起夜时可见舌面少量渗血。效不更方，原方加三七粉 3g 冲服，以巩固疗效。

按语：舌为心之苗，舌本又为肝脉所络，故舌衄多因心肝火盛，热邪迫血外出而致。陈树真治疗舌衄选用黄芩、黄连、生地黄、牡丹皮、栀子等清心凉肝，白茅根、藕节、墨旱莲、紫草等凉血止血。因患者患肝病多年，肝木克脾土，脾虚摄血无权，故加黄芪、灵芝健脾益气，麦芽固护胃气。诸药相伍，共奏良效。

（三）病案三

患者，女，23 岁，2013 年 1 月 15 日就诊。

主诉：双下肢皮疹 3 个月。

现病史：患者 3 个月前出现双下肢皮疹，经皮肤科诊断为过敏性紫癜、紫癜性肾炎。患者曾住院接受治疗，但病情反复，现仍有双下肢散在皮疹，尿蛋白（++），潜血（+++），舌质红，苔薄黄，脉细数。

西医诊断：过敏性紫癜。

中医诊断：紫斑，阴虚血热证。

治法：凉血止血，滋阴补肾。

处方：犀角地黄汤加减。

用药：水牛角 60g，生地黄 15g，牡丹皮 10g，白芍 10g，紫草 10g，荆芥 10g，地肤子 10g，白茅根 30g，干益母草 30g，墨旱莲 10g，大蓟 30g，小蓟 30g，金樱子 10g，覆盆子 10g，菟丝子 10g，芡实 10g。

2013 年 1 月 25 日复诊：患者服药 10 剂后大部分皮疹消退，复查尿蛋白（+）。效不更方，原方加减服用两个月。

2013 年 4 月 2 日三诊：患者下肢偶发皮疹，尿蛋白（-），镜检红细胞少许，舌淡红，苔薄白，脉沉细。患者病程日久，已见气血不足之象，改以益气摄血为法，调方如下：党参片 10g，黄芪 15g，白术 10g，生地黄 15g，牡丹皮 10g，赤芍 10g，阿胶 10g（烊化），灵芝 10g，蒲黄 10g，茜草炭 10g，蝉蜕 10g，乌梅 10g，白茅根 30g，大蓟 30g，小蓟

30g，升麻 6g，炒大黄 10g，荆芥 10g。

患者服药月余，皮疹未再复发，尿常规指标已恢复正常。

按语：本病的病因可归纳为实、虚两大类。实者，多由感受风热之邪所致；虚者，一为素体正气亏虚，气血未充，二为疾病迁延日久，耗气伤阴，病情由实转虚，三为饮食、劳倦、情志等多因素导致脏腑内伤。陈树真认为，本病的病机为机体血热内蕴，感受风、热、湿、毒之邪，扰动血络，或食用鱼、虾、蟹等动风之品，或因虫咬，或因误用辛温发散药物，以致风热互结为患，热毒乘虚而入，灼伤血络，血热妄行，外溢肌肤，内迫胃肠，甚则及肾，发为本病，故治疗宜兼顾扶正与祛邪。

三、饮证案

患者，女，56 岁，2012 年 8 月 23 日就诊。

主诉：胸闷、气短 4 个月，腹胀两个月。

现病史：患者 4 个月前无明显诱因出现胸闷、气短，活动后加重，症状逐渐加重，不能平卧，两个月前出现腹部胀满，双下肢水肿，在当地医院治疗无效，转至邢台市人民医院呼吸内科。既往史：既往体健，否认高血压病、冠心病、糖尿病、肾病等慢性疾病病史，否认肝炎、结核等传染病史，否认药物、食物过敏史。体格检查：精神欠佳，面色晦暗，被动坐位。胸廓无畸形，双肺下叶叩诊呈实音，听诊未闻及明显干湿性啰音。心前区无隆起，叩心界两侧略扩大，心音低钝，心率 90 次 /min，各瓣膜听诊区未闻及病理样杂音。腹部膨隆，叩诊呈鼓音，肝脾肋下未触及，墨菲征（＋），肾无叩痛。双下肢凹陷性水肿。舌淡红，脉细数。辅助检查：经腹部超声检查提示肝囊肿、胆囊炎、盆腔积液，胸部 X 线检查提示心包积液、胸腔积液。

西医诊断：多浆膜腔积液待查；结缔组织病。

中医诊断：饮证，气虚血瘀证。

治法：益气活血，健脾利湿。

处方：参苓白术散加减。

用药：黄芪 10g，白术 10g，茯苓皮 10g，大腹皮 10g，椒目 6g，猪苓 10g，瓜蒌 10g，车前子 10g（包煎），陈皮 10g，薏苡仁 30g，泽兰 10g，败酱草 30g，木香 10g，泽漆 10g，六神曲 10g。

复诊：患者服药 5 剂后诸症减轻，胸闷气短好转，腹胀、下肢水肿减轻。陈树真嘱患者继服前方，以巩固疗效。

按语：本案患者证属"饮证"之"悬饮""支饮"。陈树真认为，本病盖由患者脾肾阳气素虚，复加外感寒湿、饮食劳欲之伤，以致脏腑功能失调，水液在体内不得转输、运化，停聚或流注于体内多个部位，治疗以益气健脾利湿为主，辅以理气活血，气血运行顺畅，则水饮得以消除。

四、燥证案

患者，女，42 岁，2012 年 9 月 6 日就诊。

主诉：目、口、咽干燥 3 个月。

现病史：患者 3 个月前无明显诱因出现目干少泪、口咽干燥、烦躁等症，在当地医院诊为干燥综合征，经西药治疗后效果不佳，遂就诊于中医科。既往史：既往体健，否认高血压病、冠心病、糖尿病、肾病等慢性疾病病史，否认肝炎、结核等传染病史，否认药物、食物过敏史。

体格检查：精神可，目、口、鼻腔干燥少津，舌质暗、少津，边有瘀斑，舌苔黑，脉细数。

西医诊断：干燥综合征。

中医诊断：燥证，内燥证。

治法：养阴清热润燥。

处方：沙参麦冬汤加减。

用药：沙参 10g，生地黄 10g，牡丹皮 10g，赤芍 10g，丹参 30g，麦冬 10g，黄精 10g，玉竹 10g，栀子 10g，菊花 10g，白芍 10g，女贞子 10g，石斛 10g，玫瑰花 10g，竹茹 10g，丝瓜络 10g。

复诊：患者服药 7 剂后诸症减轻。前方去竹茹，加当归 10g。调服月余后，患者症状明显减轻。陈树真嘱患者忌食辛辣、香燥、温热之品，如酒、茶、咖啡、油炸食物、羊肉、狗肉、鹿肉，以及姜、葱、蒜、辣椒、胡椒、花椒、茴香等。

按语：陈树真认为本案患者盖由先天禀赋不足，阴津亏虚，津伤液燥，诸窍失于濡养而生内燥，治疗宜以养阴润燥为法。本案患者患病日久，易致瘀血阻络，故辅以活血化瘀之品。此外，陈树真指出本病为自身免疫性疾病，需注意饮食、情志调养。

五、消渴案

患者，女，17 岁，2014 年 10 月 16 日就诊。

主诉：口渴多饮月余。

现病史：患者近 1 个月来出现口干、口渴，饮水后口渴不减，每日饮水约 2500mL，经内分泌科检查未见明显异常，为求进一步诊治就诊于中医科。刻下症：烦渴欲饮，饮水后口渴不减，饮热水稍舒，纳食可，小便清长，大便可。既往史：既往有月经不调、痛经病史。患者平时住校，因嫌校内开水水垢较多，在校内多饮用矿泉水。体格检查：神清，精神可，心、肺、腹无异常，四肢无水肿。舌淡胖，苔薄白，脉沉。

西医诊断：单纯性口干症。

中医诊断：消渴，阳气亏虚、津不上承证。

治法：温阳化气，生津润燥。

处方：五苓散合生脉饮。

用药：茯苓 10g，白术 10g，泽泻 10g，桂枝 10g，猪苓 10g，党参片 10g，麦冬 10g，五味子 6g。

复诊：患者服药 7 剂后症状明显好转，继服 7 剂后已无明显不适。陈树真嘱其忌生冷，饮温水，注意固护阳气，以免反复。

按语：本案患者以口渴多饮为主症，但无糖尿病、尿崩症、甲状腺功能亢进症等疾病指征，应属单纯性口干症。陈树真认为，本案患者因平素久饮凉水，损伤阳气，致阳不化气，津不上承，而见口渴多饮，饮不解渴，故治以五苓散合生脉饮温阳化气、益气生津，使水津得布，口渴自除。

六、汗证案

患者，女，69 岁，2012 年 12 月 19 日就诊。

主诉：汗出过多 1 个月。

现病史：患者近 1 个月来夜间睡眠差，睡至凌晨 4～5 点即醒，醒后周身汗出如洗，早 8 点左右自觉身热，稍微活动即出汗，口干。既往史：既往体健，无特殊病史。体格检查：精神差，舌质红，少苔，脉细数。

西医诊断：自主神经功能紊乱。

中医诊断：汗证，阴虚火旺证。

治法：滋阴降火，固表敛汗。

处方：当归六黄汤加减。

用药：当归 10g，黄芪 10g，生地黄 10g，熟地黄 10g，玄参 10g，知母 10g，黄柏 10g，五味子 10g，龙骨 25g（先煎），牡蛎 25g（先煎），磁石 30g（先煎），酸枣仁 30g，黄连片 6g，甘草片 6g，浮小麦 30g。

二诊：患者服药 8 剂后汗出减少，精神较前好转。前方去熟地黄，加红参 10g、麦冬 10g、柏子仁 20g、黄芪增至 30g。

三诊：患者服药后夜间睡眠好，睡醒汗出症状消失，仅早 8 点活动后仍有汗出。二诊方加珍珠母 30g、炙甘草 10g。

按语：汗证是机体阴阳失调，营卫不和，腠理开合失司以致汗出的一类病证，病机不外虚实两端，临床常分肺气不足型、营卫不和型、阴虚火旺型、湿热内盛型。本案患者年近古稀，素体阴精亏虚，虚火内生，迫津外泄而致汗出。陈树真运用当归六黄汤加减以滋阴降火、固表敛汗，配伍龙骨、磁石等镇惊安神之品以宁心安神敛汗。

七、内伤发热案

（一）病案一

患者，男，46 岁，2013 年 11 月 17 日就诊。

主诉：低热两个月。

现病史：患者两个月前无明显诱因出现低热（体温 37～38℃），无咳嗽、潮热盗汗，时有气短、乏力，就诊于当地诊所，经药物口服（名称、剂量不详）治疗后未见好转。患者曾先后在邢台市人民医院、河北医科大学第四医院、天津市天津医院住院治疗，低热仍未见好转，遂来中医科就诊。刻下症：低热，气短，乏力，怕风。既往史：既往体健，否认高血压病、冠心病、糖尿病、肾病等慢性疾病病史，否认肝炎、结核等传染病史，否认药物、食物过敏史，否认外伤、手术及输血史，预防接种情况不详。体格检查：未见明显阳性体征。舌淡，脉浮大。辅助检查：血常规检查显示白细胞低、血小板减少，经腹部超声检查显示脾大。

西医诊断：低热，原因待查。

中医诊断：内伤发热，中气不足证。

治法：补中益气。

处方：补中益气汤加减。

用药：黄芪 10g，党参片 10g，白术 10g，柴胡 6g，防风 10g，桔梗 10g，升麻 6g，陈皮 10g，茯苓 10g，淫羊藿 10g，补骨脂 10g，鹿衔草 10g，当归 10g，桑叶 10g，浮小麦 30g，知母 10g，女贞子 30g，龙骨 30g（先煎），牡蛎 30g（先煎），炙甘草 6g。

复诊：患者服药后体温波动在 36.7～37.5℃，乏力症状好转。效不更方，原方继服以巩固疗效。

按语：发热有外感、内伤之分，内伤发热又有阴虚、气虚之别。陈树真认为中医治病重在把握病机，本案患者症见气短、乏力、舌淡，为中气不足之象，治当以甘温除热为法，方用补中益气汤加减，加用淫羊蘤、补骨脂等补益肾阳，女贞子、知母等补阴求阳。诸药共奏补中益气之功。

（二）病案二

患者，女，52岁，2013年1月15日就诊。

主诉：发热、胸闷痛十余日。

现病史：患者6年前因患乳腺癌行手术治疗，术后一般情况尚可，十余日前无明显诱因出现发热，伴胸闷、胸痛，经肿瘤科诊为肺转移癌、胸腔积液，接受抗感染等治疗十余日，效果不明显。体格检查：发热，体温38.6℃，胸闷，胸痛，偶咳少量白痰。舌质红，苔黄腻，脉濡滑。辅助检查：血、尿常规检查未见明显异常，胸部X线检查示肺内散在转移灶、胸腔积液。

西医诊断：乳腺癌肺转移；胸腔积液。

中医诊断：内伤发热，悬饮，水热互结证。

治法：逐水泄热。

处方：五苓散加减。

用药：瓜蒌15g，茯苓10g，椒目6g，薏苡仁30g，龙葵15g，车前子10g（包煎），葶苈子10g，陈皮10g，大腹皮10g，泽泻10g，白术10g，夏枯草10g。

患者服药7剂后体温维持在37℃左右，胸闷痛减轻，复查胸部X线检查提示胸腔积液较前明显减少。

按语：发热的病因复杂，或为外感，或为内伤，或为阴虚，或为实热，或为虚实夹杂，故临证时需详辨脉证，随证治之。本案患者为肺转移癌合并胸腔积液，进而导致发热、胸痛等症，证属水热互结。陈树真认为，水热互结者非利水不能去其热，故治疗重在利水，水邪祛则热无所附。

八、口苦案

患者，女，60岁，2014年11月20日就诊。

主诉：口苦、纳呆1个月。

现病史：患者半年前发现乳房肿块，在肿瘤科诊断为乳腺癌，接受手术切除及化疗。近 1 个月，患者自觉口干口苦，胸脘满闷，食欲不振，小便短赤，大便溏而不爽，自服木香顺气丸、健胃消食片等药物治疗效果不佳。体格检查：神清，精神尚可，心肺无明显异常，腹软无压痛，舌暗红，苔黄厚而干，脉弦细数。

西医诊断：乳腺癌术后化疗后。

中医诊断：口苦，纳呆，湿热中阻、阴津不足证。

治法：清热化湿，养阴生津。

处方：滋阴除湿汤加减。

用药：苦杏仁 10g（后下），薏苡仁 20g，豆蔻 6g，茵陈 15g，藿香 10g，竹茹 10g，石菖蒲 10g，蚕沙 10g（包煎），陈皮 10g，芦根 15g，石斛 10g，山楂 10g，麦芽 10g。

患者服药半个月后口干、口苦及胸脘满闷均明显好转，食欲渐增，继服半个月后已无明显不适。

按语：陈树真认为，阴虚湿热证在临床上并不少见，一则素体阴虚，因饮食劳倦等原因导致脾虚失运，致湿邪内生，郁久化热；二则湿热化火，劫伤阴津，致湿热与阴虚并见。临床治疗此类患者，既要化湿清热，又要养阴润燥，宜选用茵陈、茯苓、厚朴、紫苏梗、荷叶、薏苡仁、蚕沙、滑石等淡渗利湿之品，去湿而不伤阴，且能醒脾生津；慎用黄芩、黄连、黄柏等苦寒燥湿之药，以防苦燥伤阴；养阴药可选用太子参、沙参、石斛、天花粉、百合、山药等，养阴而无助湿之弊；酌加陈皮、麦芽等温和理气药以调畅气机。全方配伍得当，方能取效。

九、虚劳案

（一）病案一

患者，女，43 岁，2012 年 9 月 11 日就诊。

主诉：纳少、乏力月余。

现病史：患者近 1 个月饮食减少、乏力，血常规检查提示白细胞计

数为 $1.94×10^9$/L，中性粒细胞计数为 $0.3×10^9$/L，诊断为粒细胞减少症，接受重组人粒细胞刺激因子皮下注射治疗，症状改善不明显，仍有明显乏力，动则心慌气短。体格检查：面色㿠白，舌质淡，苔薄白，脉沉细。辅助检查：血常规检查提示白细胞计数为 $2.3×10^9$/L。

西医诊断：粒细胞减少症。

中医诊断：虚劳，气血亏虚证。

治法：益气养血补中。

处方：补中益气汤加减。

用药：党参片 10g，黄芪 10g，当归 10g，白术 10g，茯苓 10g，灵芝 10g，黄精 10g，女贞子 10g，仙鹤草 10g，地榆 10g，苦参 10g，补骨脂 10g，鸡内金 10g，炒麦芽 15g。

患者服药 10 剂后症状明显好转，继服 10 剂后，血常规检查提示白细胞计数为 $3.5×10^9$/L。

按语：本案患者以纳少乏力为主症，食少则气血生化无源，治宜健脾和胃。肾主骨生髓，髓生血，且脾阳赖肾阳温煦，故在补脾和胃药中加入补肾之品。方中地榆、苦参本为凉血燥湿之品，现代药理学研究证实，二者均有升高白细胞计数的作用。《神农本草经》记载苦参可"补中"。《本草经百种录》注曰："按'补中'二字，亦取其苦以燥脾之意也。"

（二）病案二

患者，男，27 岁，2012 年 11 月 2 日就诊。

主诉：周身乏力月余。

现病史：患者 1 个月前自觉周身困重、乏力，口黏腻不爽，不欲饮食，自服健胃、助消化及胃动力药症状改善不明显。既往史：肾病综合征、慢性肾功能不全病史两年。体格检查：舌淡暗，苔薄黄腻，脉沉细滑。辅助检查：生化检查示血肌酐 109 μmol/L、尿素氮 10.1mmol/L、尿常规检查示尿蛋白（＋＋）、潜血（＋＋）。

西医诊断：慢性肾功能不全。

中医诊断：虚劳，脾肾不足、湿热内蕴证。

治法：补脾益肾，清热利湿。

处方：补脾益肾汤加减。

用药：黄柏 10g，知母 10g，白术 10g，黄芪 10g，土茯苓 10g，干益母草 30g，萆薢 10g，车前子 10g（包煎），金樱子 10g，沙苑子 10g，桑寄生 10g，白花蛇舌草 10g，芡实 10g。

患者经上方加减治疗月余，症状改善，无自觉不适，复查血肌酐 75μmol/L，尿素氮 6.8mmol/L，尿蛋白（+～++），潜血（+～++）。随访半年，患者病情平稳。

按语：慢性肾功能不全属本虚标实、虚实夹杂之病，脾肾虚衰、湿浊毒邪内蕴是本病的病机关键。浊毒困阻中焦，脾胃升降失司则纳差、不欲饮食，湿热困阻而致困重、乏力、口黏腻不爽。治疗当以泄浊解毒为主，辅以健脾益肾之品，每获良效。

（三）病案三

患儿，男，8 岁，2014 年 7 月 13 日就诊。

主诉：脱肛 1 个月。

现病史：患儿近 1 个月出现脱肛症状，现气短，乏力，不欲饮食，大便干，舌淡苔白，脉弱。

西医诊断：脱肛。

中医诊断：虚劳，中气不足、肾失主司证。

治法：补中益气固肾。

处方：补中益气汤加减。

用药：黄芪 6g，党参片 6g，白术 10g，陈皮 10g，当归 10g，柴胡 6g，升麻 6g，枳壳 6g，茺蔚子 6g，菟丝子 10g，龟甲 10g（先煎），大黄 5g（后下），甘草片 3g。

复诊：患儿诉诸症减轻。上方减大黄，再服 4 剂。患儿服药后诸症消失，已无大碍。

按语：本案属中医"虚劳"范畴。虚劳一般病程较长，辨证时还应注意兼见病证，尤应注意以下 3 个方面：①因病致虚，久虚不复者，应注意辨明原有疾病是否还继续存在。如本案患儿平素大便干，久则影响脾之运化。②有无因虚致实的表现。如本案患儿脾气虚不能运化水湿，以致大便干。③是否兼感外邪。虚劳患者，表卫不固，感受外邪之后不易恢复。

陈树真认为本病多由中气不足，肾失主司，故治疗以补中益气固肾为主，方选补中益气汤加减，并用枳壳－茺蔚子对药治疗脱肛，菟丝子、龟甲行肾司二便之职，大黄清热通便。对于虚劳的治疗，根据"虚则补之""损者益之"理论，当以补益为基本原则，同时应注意以下3点：①重视补益脾肾在治疗虚劳中的作用。脾胃为后天之本，气血生化之源，脾胃健运，五脏六腑、四肢百骸方能得以滋养。肾为先天之本，寓元阴元阳，为生命的本元。重视补益脾肾，先后天之本不败，则能促进各脏虚损的恢复。②对于虚中夹实及兼感外邪者，当补中有泻，扶正祛邪。祛邪亦可起到固护正气的作用，防止因邪恋而进一步损伤正气。③虚劳既可因虚致病，亦可因病致虚。临证时应辨证结合辨病，针对不同疾病的特殊性，一方面补正以复其虚，一方面求因以治其病。

第八节　肢体经络疾病医案

一、痹证案

（一）病案一

患者，男，73岁，2013年3月12日就诊。

主诉：颈部僵硬疼痛不适两年，加重伴头晕10日。

现病史：患者两年前出现颈部僵硬疼痛不适，经诊断为颈椎病，曾接受牵引、按摩、口服颈复康治疗，但症状时好时坏。10日前，患者症状加重，伴头晕，走路如醉酒状，失眠。既往史：既往体健。体格检查：屈颈试验（＋）。舌暗红苔白，脉沉弦细。辅助检查：X线片示颈椎曲度变直。

西医诊断：颈椎病。

中医诊断：痹证，阴虚血瘀证。

治法：滋阴养血，活血通络。

处方：栝楼桂枝汤加味。

用药：桂枝 10g，葛根 10g，白芍 10g，黄芪 10g，川芎 10g，天花粉 10g，羌活 10g，丹参 20g，威灵仙 10g，天麻 6g，钩藤 10g（后下），炒酸枣仁 30g，五味子 6g，龙骨 30g（先煎），牡蛎 30g（先煎），甘草片 6g。

患者服药 2 剂后症状即明显好转，继服 4 剂后诸症消失。

按语：痹证是由于肝肾亏虚，加之慢性劳损，致精血不足，气血衰少，筋骨失于濡养所致，治宜补益肝肾，滋阴养血。《金匮要略·痉湿暍病脉证治》第 11 条言："太阳病，其证备，身体强几几然，脉反沉迟，此为痉，栝楼桂枝汤主之。"陈树真常以栝楼桂枝汤加味治疗颈椎病，多获良效。本案患者症见颈椎病并头晕，陈树真运用栝楼桂枝汤加黄芪、川芎、天麻、钩藤益气活血祛风，病证结合，标本兼治，共奏良效。

（二）病案二

患者，男，55 岁，2013 年 7 月 20 日就诊。

主诉：右上肢麻木 1 年余，加重 1 周。

现病史：患者 1 年前出现右侧上肢麻木，劳累后加重，经骨科诊断为颈椎病，接受牵引、按摩等治疗，但病情时好时坏，近 1 周因工作劳累致病情加重。刻下症：右上肢麻木，伴有头晕、颈项部僵硬不适。纳食可，二便调。舌暗红，苔白，脉沉弦。

西医诊断：颈椎病。

中医诊断：痹证，气血不足、经脉痹阻证。

治法：益气养血，活血通经。

处方：栝楼桂枝汤加味。

用药：葛根 15g，桂枝 10g，白芍 10g，羌活 10g，威灵仙 10g，木瓜 10g，丹参 20g，鸡血藤 15g，桑枝 10g，天花粉 10g，川芎 10g，黄芪 10g，骨碎补 10g，鹿衔草 10g。

复诊：患者服药 7 剂后症状明显好转。陈树真嘱其继服 7 剂以巩固疗效，并注意颈部保暖及功能锻炼，以防复发。

按语：本案患者为中年男性，长期紧张劳累，耗伤气血，气血衰少，筋骨失于濡养，或又感受风寒，邪气痹阻经脉而致颈项僵硬、肢体麻木等症。陈树真治以栝楼桂枝汤调和荣卫、生津舒经，辅以活血祛风通络之品，共奏养血通痹之效。颈椎病为关节退行性病变，故适当配伍补肾、强骨、通络药物，以求其本。

（三）病案三

患者，女，33 岁，2013 年 9 月 3 日就诊。

主诉：双手指关节肿胀、疼痛半年。

现病史：患者半年前无明显诱因出现双手指关节肿胀、疼痛，时有晨僵感，手腕痛，经当地诊所诊为关节炎，接受布洛芬等西药治疗后症状缓解，但仍间断疼痛，遂前来就诊。既往史：既往体健，否认高血压病、冠心病、糖尿病、肾病等慢性疾病病史，否认肝炎、结核等传染病史，否认药物、食物过敏史，否认外伤、手术及输血史，预防接种情况不详。体格检查：双手指关节肿胀，余未见明显异常。辅助检查：红细胞沉降率 80mm/h。

西医诊断：类风湿性关节炎。

中医诊断：痹证，着痹。

治法：温经散寒，祛风燥湿。

处方：蠲痹汤加减。

用药：桂枝 10g，白芍 10g，知母 10g，川芎 10g，青风藤 10g，威灵仙 10g，羌活 10g，独活 10g，炒桃仁 10g，红花 10g，海风藤 10g，鸡血藤 10g，制川乌 10g（先煎），乌梢蛇 10g，炒神曲 10g，桑枝 15g。

复诊：上症较前明显好转，仍怕凉，有晨僵感。加用祛湿温阳药。方用秦艽 10g，豨莶草 10g，桂枝 10g，知母 10g，川芎 10g，青风藤

10g，威灵仙 10g，羌活 10g，独活 10g，络石藤 10g，桑枝 10g，炒桃仁 10g，红花 10g，锁阳 10g，制川乌 10g（先煎），乌梢蛇 10g。

患者服药 7 剂后症状基本缓解。

按语：《素问·痹论》云："风、寒、湿三气杂至，合而为痹。"痹证病机复杂，其中疼痛剧烈而固定的偏重于寒，痛而沉重麻木的偏重于湿，痛而游走不定的偏重于风，痛兼红肿灼热的则为热痹。陈树真指出，新病多实，处方宜以攻邪为主，久病多虚，处方宜以扶正为先，必要时扶正与祛邪互相配合，灵活运用。因患者经络气血凝滞，治疗须兼顾和营血而通阳气，不宜一味辛散通络。体质尚实者，可与破滞消瘀药以搜剔脉络；久病体虚者，则宜补气血，滋养肝肾。

（四）病案四

患者，女，30 岁，2014 年 12 月 9 日就诊。

主诉：手指发作性麻木、疼痛两个月。

现病史：患者两个月前出现双手指遇冷水后麻木、疼痛，皮肤苍白，数分钟后可自行缓解，未曾诊治，近日症状随天气转冷而加重，遂前来就诊。刻下症：双手指尖肤色紫暗、发凉，遇冷水则麻木疼痛，肤色苍白，得暖后数分钟可缓解。既往史：系统性红斑狼疮病史 1 年余。

体格检查：神清，精神可，面部可见蝶形红斑，双手指尖肤色紫暗，皮温较低，轻度肿胀，心、肺、腹无异常。舌淡暗，苔白，脉沉细。辅助检查：血常规无明显异常，尿常规示尿蛋白（+++），潜血（++）。

西医诊断：雷诺综合征；系统性红斑狼疮；狼疮性肾炎。

中医诊断：痹证，寒凝经脉证。

治法：温经散寒，通络止痛。

处方：当归四逆汤加减。

用药：桂枝 10g，白芍 10g，吴茱萸 6g，细辛 6g，当归 10g，川芎 10g，桃仁 10g，红花 10g，通草 6g，干益母草 30g，白花蛇舌草 15g，芡实 10g，金樱子 10g，玉米须 30g，炙甘草 6g。

患者服用上方半个月后手指麻木、疼痛明显减轻，继服 15 剂后症状基本消失，复查尿常规示尿蛋白（＋），潜血（＋）。

按语：雷诺综合征为肢端小动脉痉挛所致，多发于青年女性。其病因不明，常继发于结缔组织病，本案患者即患有系统性红斑狼疮。陈树真据其舌、脉、症，辨为寒凝经脉证。寒邪痹阻，气血不畅，不能达于四末，而致指尖麻疼，遇冷更甚，故选用当归四逆汤以温经散寒，合用川芎、桃仁、红花等通络止痛，芡实、金樱子、玉米须等健脾补肾，调理脏腑。标本兼治，方证相应。

二、腰痛案

患者，女，63岁，2013年3月20日就诊。

主诉：腰痛、乏力、口干1个月。

现病史：患者1个月前无明显诱因出现腰痛、乏力、口干等症，经尿常规检查发现尿蛋白（＋＋＋）、潜血（＋＋＋），诊断为肾小球肾炎，接受肾炎康复片等药物口服治疗，病情无明显好转。刻下症：腰痛，乏力，口干，易汗出，纳可，二便可，颜面四肢无水肿。舌红，苔少，脉沉细。

西医诊断：肾小球肾炎。

中医诊断：腰痛，气阴两虚证。

治法：益气养阴，补肾固涩。

处方：济生肾气丸加减。

用药：党参片10g，黄芪10g，生地黄15g，麦冬10g，知母10g，天花粉10g，牡丹皮10g，山萸肉10g，车前子10g（包煎），女贞子10g，墨旱莲15g，干益母草30g，白茅根30g，金樱子10g，覆盆子10g，桑叶10g，浮小麦30g。

患者经上方加减治疗月余，病情明显好转，症状基本消失，复查尿蛋白（±）、潜血（＋）。

按语：中医辨治肾炎宜首分虚实。本案患者为老年女性，素体瘦弱，加之常年操劳家务，肝肾渐亏，气阴不足，肾失固摄，故见腰痛、乏力、口干、血尿、蛋白尿等症。脉症俱虚，治以益气养阴，补肝肾，固精微。方证对应，效果显著。

第九节　外科、妇科疾病医案

一、乳癖案

患者，女，50 岁，2012 年 12 月 20 日就诊。

主诉：左侧乳房胀痛 3 个月。

现病史：患者 3 个月前自觉左侧乳房胀痛，心情不好或经前症状加重，时有头晕，偶有干呕症状。既往史：既往体健。体格检查：左侧乳房上缘触及枣核大肿块，质软。舌质红，苔薄黄，脉弦细滑。辅助检查：乳腺 B 超提示乳腺增生，大小为 1.2cm×2.3cm。

西医诊断：乳腺增生。

中医诊断：乳癖，肝郁气滞证。

治法：疏肝理气化痰，软坚消肿散结。

处方：柴胡疏肝散加减。

用药：柴胡 6g，瓜蒌 10g，香附 10g，青皮 10g，夏枯草 10g，郁金 10g，僵蚕 9g，蝉蜕 10g，姜黄 10g，橘络 10g，赤芍 10g，海浮石 10g，浙贝母 10g，绿萼梅 10g，大黄 10g（后下），生姜 3 片为引。

患者服药 10 剂后乳房胀痛症状基本消失，后继续调服两个月，肿块消退。陈树真嘱患者平素注意保持心情舒畅。

按语：本病基本病机为气滞痰凝，冲任失调。陈树真治疗该病，在理气活血散结基础上加用升降散。方中僵蚕、蝉蜕，升阳中之清阳；姜黄、大黄，降阴中之浊阴，一升一降，内外通和，共奏行气散郁、散逆浊结滞之功。

二、肠痈案

（一）病案一

患者，女，56 岁，2012 年 11 月 2 日就诊。

主诉：右下腹疼痛两周。

现病史：患者 1 年前出现右下腹疼痛、发热，被当地社区卫生室诊断为急性阑尾炎，接受抗感染及对症治疗半个月后症状消失。两周前，患者自觉右下腹疼痛，在邢台市人民医院接受经腹部超声检查。结果提示：右下腹阑尾区低回声包块，大小为 5.3cm×3.1cm，考虑阑尾周围脓肿。患者接受抗感染治疗两周后疼痛减轻，但仍有肿块、压痛，遂前来就诊。既往史：既往体健，否认高血压病、冠心病、糖尿病、肾病等慢性疾病病史，否认肝炎、结核等传染病史，否认药物、食物过敏史。体格检查：精神欠佳，体温正常。心肺无异常，麦氏点压痛，局部反跳痛，可触及肿块。舌质红，边有瘀斑，苔黄，脉数。辅助检查：经腹部超声检查提示右下腹阑尾区低回声包块，大小为 5.3cm×3.1cm。

西医诊断：包裹性阑尾炎。

中医诊断：肠痈，瘀热内阻证。

治法：清热解毒，消痈排脓。

处方：薏苡附子败酱散加减。

用药：薏苡仁 30g，败酱草 30g，制附片 30g（先煎），牡丹皮 10g，厚朴 12g，冬瓜子 30g，桃仁 10g，芦根 30g，黄芪 30g，知母 10g，连翘 15g，牡蛎 30g（先煎），玄参 30g，僵蚕 10g，醋没药 5g，甘草片 10g，川芎 10g，当归 10g，赤芍 30g，白芍 30g，桂枝 15g。

2012 年 11 月 17 日二诊：患者右下腹阑尾区低回声包块体积减小，大小为 3.3cm×2.2cm。效不更方，初诊方去知母、桃仁。

2012 年 11 月 21 日三诊：患者右下腹阑尾区低回声包块体积减小，大小为 2.7cm×2.2cm。调方如下：薏苡仁 30g，败酱草 30g，制附片 10g（先煎），青皮 10g，木香 10g，枳壳 10g，大血藤 15g，连翘 15g，冬瓜子 15g，净山楂 10g，大黄 5g。

按语：本案患者证属瘀热内阻，若单纯采用清热解毒、凉血、泄热诸法，可致机体阳气受损，热邪郁遏于里，导致肿块不易消散。故陈树真选用薏苡附子败酱散加减以清热解毒，消痈排脓。方中薏苡仁、败酱草消肿排脓，配伍附子振奋阳气、温通经络，配伍玄参、赤芍等活血化瘀，共同发挥促进包块吸收、消散的作用。

（二）病案二

患者，女，37 岁，2012 年 5 月 18 日就诊。

主诉：右下腹疼痛 3 日。

现病史：患者 3 日前出现右下腹疼痛，舌质红，苔薄黄，脉滑数，经腹部超声检查提示阑尾周围脓肿，大小为 5.3cm×3.1cm。

西医诊断：阑尾周围脓肿。

中医诊断：肠痈，瘀热内结、气滞血瘀证。

治法：清热解毒，凉血消痈，理气止痛。

处方：薏苡附子败酱散加减。

用药：金银花 30g，蒲公英 30g，连翘 10g，桃仁 10g，牡丹皮 10g，赤芍 10g，青皮 10g，木香 10g，枳壳 10g，大血藤 15g，败酱草 30g，黄柏 10g，薏苡仁 30g，冬瓜子 15g，延胡索 15g，焦山楂 10g。

复诊：患者服药 5 剂后已无明显腹痛，饮食二便正常，舌淡红，苔薄白，脉弦。调方如下：制附片 10g（先煎），薏苡仁 30g，败酱草 30g，桃仁 10g，牡丹皮 10g，青皮 10g，木香 10g，大血藤 15g，冬瓜子 15g，三棱 10g，玄参 10g，浙贝母 10g，牡蛎 30g（先煎），皂角刺 10g。上方加减服用 1 个月，复查超声，包块大小已缩小为 3.0cm×2.2cm。

按语：临床治疗肠痈初期多选用寒凉之品，如清热解毒、凉血泄热类中药及西药抗生素等。然而寒主收引，易伤阳气，可致机体阳气受损，热邪郁遏于里，久治不愈。故陈树真强调肠痈"非温不能散"，选用薏苡附子败酱散以振奋阳气、温通经络，再配伍玄参、浙贝母、牡蛎、三棱、莪术等药活血化瘀、软坚散结，取消瘰丸之意，促进包块吸收、消散。

三、瘾疹案

患者，男，18 岁，2012 年 9 月 25 日就诊。

主诉：周身皮疹、瘙痒反复发作 3 个月。

现病史：患者 3 个月前无明显诱因出现胸腹点状皮疹，瘙痒，在社区卫生服务站按照过敏治疗，接受氯雷他定口服治疗 3 日后症状消失。又 3 日后，患者症状复发并持续加重，胸腹部皮疹成片，并延及面部、四肢，瘙痒难忍，影响睡眠，伴咳嗽、喘息，口服抗过敏药可减轻，但停药后症状复发，缠绵不愈，遂就诊于中医科。既往史：既往体检，否认其他药物、食物过敏史。体格检查：精神可，面、胸、腹、四肢片状皮疹，色淡红，有挠痕。目无红肿，咽充血，扁桃体不大，双肺听诊干鸣音。舌质红，苔薄白，脉数。

西医诊断：荨麻疹。

中医诊断：瘾疹，肺脾两虚、心经有热证。

治法：补脾益肺祛风，清心泄热。

处方：消风散合导赤散加减。

用药：荆芥 6g，防风 6g，生地黄 10g，牡丹皮 6g，浮萍 6g，蝉蜕 6g，苍术 10g，地肤子 6g，白鲜皮 6g，苦参 10g，陈皮 6g，通草 6g，竹叶 6g，甘草片 3g。

患者服药 5 剂后周身皮疹基本消退，咳嗽、喘息症状明显减轻，继服 4 剂后诸症消失，未再发作。

按语：本案患者所患皮疹为瘾疹，病机为肺脾气虚，卫外不固，风邪犯之，瘀久化热。"诸痛痒疮，皆属于心"，故治疗选用补脾益肺祛风之品，合导赤散以清心泄热。攻补兼施，标本兼治，患者得以痊愈。

四、臁疮案

患者，男，76 岁，2014 年 1 月 14 日就诊。

主诉：左下肢红肿破溃半年。

现病史：患者半年前出现左下肢红肿、局部破溃，在外院确诊为下肢静脉炎，经治疗后红肿、疼痛减轻，但破溃处久不愈合，遂前来就诊。刻下症：左小腿中下段红肿，内踝上方有一溃疡，伴神疲、乏力、纳差。既往史：糖尿病史十余年。体格检查：左小腿下段肿胀，色暗红，内踝上方有一大小约 3cm×2cm 皮肤破溃，少量渗液。舌淡胖，苔薄黄，脉细涩。

西医诊断：左下肢静脉炎合并溃疡；2型糖尿病。

中医诊断：臁疮，气虚血瘀、湿热下注证。

治法：益气活血，清热利湿。

处方：补阳还五汤加减。

用药：黄芪10g，葛根10g，天花粉10g，金银花10g，玄参10g，当归10g，桃仁10g，赤芍10g，苍术10g，牛膝10g，薏苡仁30g，地龙10g，水蛭6g，僵蚕6g，丝瓜络10g，川芎10g，鸡血藤10g。

2014年2月15日复诊：患者经上方加减治疗1个月，下肢红肿大减，创口已结痂。

按语：患者为老年男性，久患消渴，气阴不足，血行不畅，瘀阻下肢，酿生湿热瘀毒，溃破而成臁疮。陈树真认为治疗当益气养阴活血、清热利湿解毒为主，方用黄芪、当归、桃仁、川芎、赤芍、地龙、水蛭、鸡血藤等益气活血通脉；金银花、玄参清热解毒，苍术、薏苡仁燥湿健脾，葛根、天花粉养阴生津。诸药合用，标本兼治，故收良效。

五、胆石症案

（一）病案一

患者，男，51岁，2012年10月19日就诊。

主诉：右上腹胀痛不适3日。

现病史：患者3日前出现右上腹胀满疼痛，口干口苦，不欲饮食，大小便均正常。既往史：既往体健，平素嗜烟酒。体格检查：墨菲征（＋）。舌红，苔黄厚腻，脉弦滑。辅助检查：经腹部超声检查提示胆囊结石（0.7cm×1.5cm）。

西医诊断：胆囊结石。

中医诊断：胆石症，肝郁气滞证。

治法：疏肝理气，利胆通腑。

处方：大柴胡汤加减。

用药：柴胡 6g，黄芩片 10g，木香 10g，枳壳 10g，青皮 10g，郁金 10g，香橼 10g，厚朴 10g，莱菔子 15g，绿萼梅 10g，娑罗子 10g，佛手 10g，鸡内金 10g，白芍 10g，延胡索 10g。

医嘱：嘱患者忌食辛辣、厚腻、刺激食物，忌酒。

复诊：患者服药 7 剂后症状明显缓解。陈树真嘱患者继服上方，注意饮食清淡，常吃核桃。

按语：胆石症多因情志不畅或过食肥甘油腻等导致肝失疏泄，胆汁瘀滞，郁久化热，煎灼胆汁，结为砂石，阻于胆道，气机不畅而出现胁痛。大柴胡汤加减是陈树真治疗胆石症的常用方，方中柴胡、黄芩、白芍、鸡内金利胆通腑，木香、枳壳、青皮、郁金、香橼、厚朴、莱菔子、绿萼梅、娑罗子、佛手、延胡索疏肝理气止痛。诸药共奏疏肝理气、利胆通腑之功。

（二）病案二

患者，女，56 岁，2013 年 10 月 30 日就诊。

主诉：间断右上腹疼痛 3 年，加重 1 周。

现病史：患者 3 年前出现右上腹疼痛，在当地经腹部超声检查诊断为胆结石，服复方胆通片治疗，症状时好时坏，1 周前自觉疼痛加重，厌油腻，纳差，脘腹胀满，服复方胆通片治疗效果不佳。既往史：否认高血压病、糖尿病等慢性疾病病史，否认肝炎、结核等传染病史，否认药物、食物过敏史，否认外伤、手术及输血史，预防接种情况不详。体格检查：肝、脾肋下未触及，墨菲征（＋），右胁下叩击痛，腹胀，叩诊呈鼓音，无压痛及反跳痛。舌红，苔黄厚，脉滑数。辅助检查：经腹部超声检查提示胆囊多发结石。

西医诊断：胆囊结石。

中医诊断：胆石症，肝气郁滞、湿热中阻证。

治法：清热利湿，疏肝利胆。

处方：大柴胡汤加减。

用药：柴胡 10g，黄芩片 10g，茵陈 15g，木香 6g，枳壳 10g，青皮

10g，郁金 10g，金钱草 90g，蒲公英 30g，海金沙 10g，炒莱菔子 15g，预知子 10g，大黄 10g，鸡内金 10g。

患者服药 10 剂后诸症减轻，再服 5 剂后诸症消失。陈树真嘱患者忌油腻、辛辣、油炸食品。

按语：胆石症多因情志不畅或过食肥甘油腻等导致肝失疏泄，胆汁瘀滞，郁久化热，煎灼胆汁，结为砂石，阻于胆道，气机不畅而出现胁痛。陈树真治疗胆石症多选用木香、白芍、青皮、郁金、柴胡等疏肝，金钱草、茵陈、大黄，石韦、滑石等清热利湿，蒲公英清热解毒，茯苓、白术健脾，通草、金钱草、海金沙、鸡内金通利排石。陈树真强调胆结石易复发，主张患者要忌油腻、辛辣、油炸等食品，并保持心情舒畅。

六、月经先期案

患者，女，20 岁，2013 年 2 月 13 日就诊。

主诉：月经先期半年。

现病史：患者诉近半年来因学习、生活紧张出现月经不调，每月来经 2～3 次，量少色暗，无痛经，经妇科超声检查未见明显异常。舌淡红，苔白，脉弱。

西医诊断：月经失调。

中医诊断：月经先期，肝郁肾虚证。

治法：疏肝补肾，养血调经。

处方：定经汤加减。

用药：熟地黄 15g，当归 10g，白芍 10g，茯苓 10g，山药 10g，柴胡 3g，荆芥穗 6g，菟丝子 10g，牡丹皮 10g，干益母草 10g。

患者经上方加减治疗月余，月经周期基本正常。

按语：患者为年轻女性，体质较弱，加之学习紧张，遂成肝郁肾虚，月经不调，行而不畅，故治以《傅青主女科》之定经汤。方中柴胡、当归、白芍疏肝柔肝，熟地黄、山药、菟丝子滋阴补肾，茯苓安神，荆芥穗调血，配伍甚妙。

七、崩漏案

（一）病案一

患者，女，45 岁，2013 年 6 月 19 日就诊。

主诉：阴道出血 20 日。

现病史：患者近 20 日月经淋沥不尽，色淡质稀，腰酸沉不适，畏寒肢冷，面色晦暗，舌淡暗，苔薄白，脉沉弱。既往史：既往体健。

西医诊断：功能性子宫出血。

中医诊断：崩漏，脾肾阳虚证。

治法：温补脾肾，固冲止血。

处方：宫血平方。

用药：黄芪 10g，当归 10g，白芍 10g，党参片 10g，山药 10g，山萸肉 10g，牡丹皮 10g，生地黄 10g，仙鹤草 10g，地榆炭 10g，墨旱莲 10g，续断 10g，牡蛎 10g（先煎）。

患者服药 10 剂后阴道出血症状消失，后继续调服 10 日，脉症恢复正常。

按语：陈树真认为崩漏成因不外虚、热、瘀三端，虚中有瘀，瘀中有热，终至阴阳失和、气机逆乱，冲任失守，而致月经淋沥不断。本案患者证属脾肾阳虚，统摄无权。陈树真选用其家传验方宫血平治之，方中黄芪、当归、白芍、山药、山萸肉养血生血，祛瘀生新；生地黄、牡丹皮凉血化瘀；墨旱莲补肾阴而止血；续断与黄芪相配，补脾肾、固冲任；佐仙鹤草、地榆炭、牡蛎，增其止血功能。全方共奏补脾益肾、清热化瘀、固冲止血之功。

（二）病案二

患者，女，45 岁，2014 年 3 月 19 日就诊。

主诉：阴道出血 1 个月。

现病史：患者 1 个月前无明显诱因出现阴道出血，月经量少，淋沥不断，伴睡眠差，腰酸，胃胀满不适，舌质暗，苔白。既往史：否认高血压病、糖尿病等慢性疾病病史，否认肝炎、结核等传染病病史，否认外伤、手术及输血史；预防接种情况不详，否认药物及食物过敏史。辅助检查：腹部超声示子宫内膜增厚。

西医诊断：功能性子宫出血。

中医诊断：崩漏，气虚血瘀证。

治法：健脾益气，行血止血。

处方：补中益气汤加减。

用药：山药 30g，党参片 10g，白术 10g，茯苓 10g，黄芩片 10g，生地黄 10g，牡丹皮 10g，桃仁 10g，仙鹤草 10g，香附 10g，枳壳 10g，续断 10g，煅瓦楞子 10g（先煎），地榆炭 10g，牡蛎 30g（先煎），当归 10g，三七粉 3g（冲服）。

复诊：患者服药 7 剂后出血止，症见小腹坠胀，胃灼热，反酸。调方如下：黄柏 10g，薏苡仁 15g，瞿麦 10g，茯苓 10g，牡丹皮 10g，干益母草 10g，木香 10g，枳壳 10 g，煅瓦楞子 10g（先煎），吴茱萸 6g，炮姜 10g，地榆炭 10g。继服 7 剂。

按语：崩漏是女性非行经期间阴道出血的总称，来势急、出血量多者为崩，出血量少或淋沥不断者为漏。本案患者证属气虚固摄无权，气虚日久血行无力，终致气虚血瘀，故出血淋沥不断。陈树真选用补中益气汤治之，加用行血、止血之品，取得良效。

八、带下病案

患者，女，27 岁，2014 年 3 月 19 日就诊。

主诉：赤白带下两个月。

现病史：患者两个月前无明显诱因出现腰部坠胀疼痛，伴小腹坠胀，带下清稀量多，着凉后症状加重，多方求医疗效不明显。刻下症：带下色黄量多，腰腹坠痛。舌质淡，苔薄黄，脉弦细。既往史：既往体健，否认高血压病、糖尿病等慢性疾病病史，否认肝炎、结核等传染病病史，否认外伤、手术及输血史；预防接种情况不详，否认药物及食物过敏史。辅助检查：经腹部超声检查未见明显异常。

西医诊断：白带异常。

中医诊断：带下过多，脾肾阳虚证。

治法：温补脾肾，固涩止滞。

处方：甘姜苓术汤加减。

用药：干姜 6g，茯苓 10g，白术 10g，山药 30g，芡实 10g，党参片 10g，陈皮 10g，椿皮 10g，海螵蛸 10g，白果 6g，薏苡仁 10g，车前子 10g（包煎），续断 10g，甘草片 10g。

复诊：患者服药后带下愈，着凉后仍腰腹疼痛。前方去党参、陈皮、白果，加黄柏、炮姜、牛膝、巴戟天。继服以巩固疗效。

按语：带下病多由冲任不固，带脉失约，以致水湿浊液下注而成。本案患者初为阳虚不固，后从带下颜色、舌象判断当为热证，但患者遇寒症状加重，综合判断实为阳虚不化。《金匮要略·五脏风寒积聚病脉证并治》言："肾着之病，其人身体重，腰中冷，如坐水中，形如水状，反不渴，小便自利，饮食如故，病属下焦，身劳汗出，衣里冷湿，久久得之，腰以下冷痛，腹重如带五千钱，甘姜苓术汤主之。"肾着病为太阴少阴寒湿证，本于脾湿，兼之肾阳温化不足，余着于肾府，与本案病机相符。陈树真以温补为主，辅以利湿固涩药物，效如桴鼓。

第四章

医门传薪

陈树真主任医师治疗萎缩性胃炎的临证经验

米庆海

慢性萎缩性胃炎是一种以胃黏膜固有腺体萎缩为病变特征的临床常见疾病，常见上腹部隐痛、痞满、胃灼热、食欲不振、嗳气等症状。本病无特异性，临床上以胃镜及病理活检为主要诊断方法。慢性萎缩性胃炎属于中医"胃痞""痞满""胃脘痛"等范畴。陈师通过多年临证发现，其致病原因为脾胃禀赋不足，或久病脾胃内伤，或长期饮食不节或不洁（过食生冷、偏食酒茶辛辣、饥饱失宜），或七情刺激等。这些病因可引起患者脾胃升降失和、湿热中阻、肝胃不和、中焦气滞等病机变化，日久均可导致脾胃气虚，无力转输气血，瘀血阻滞，胃络不通，发为本病。气虚血瘀是本病的主要病机特点，在此基础上还可能兼夹湿热、宿食、水饮、气滞等因素，使其病变呈现较为复杂的状况。陈师认为，中医药在改善慢性萎缩性胃炎症状、纠正病理改变方面均有疗效，临床需要注意以下几点。

一、重视补气药的应用

慢性萎缩性胃炎的病程较长。久病必虚，故患者通常气虚证候较明显，常见乏力、面色发淡、舌有齿痕、胃黏膜色泽变淡、脉象偏弱等症状。气虚则无力推动血行，导致胃络失养，亦可引起瘀血阻滞。陈师治疗本病时必用补气之法，以此为治本之法，临床常用炙黄芪、党参、太子参、麸炒白术、茯苓、炙甘草等药物。现代药理学研究证实，以上药物大多有促进胃黏膜和胃壁腺体再生的作用；黄芪中的黄芪多糖能提高机体非特异性免疫、体液免疫和细胞免疫，提高自然杀伤细胞的活性；茯苓中的茯苓聚糖可以提高胃黏膜抵抗力，增强免疫功能，对胃癌有防治作用。然而，单纯应用补气药物可能导致患者气机阻滞，出现满胀等症状，故应适当辅以理气药，如陈皮、香橼、佛手等。

二、重视合并病的治疗

胃黏膜的慢性炎症（如慢性浅表性胃炎、胆汁反流性胃炎等）是引起胃黏膜腺体萎缩的常见原因之一，且在胃黏膜腺体萎缩发生后可能依然存在。因此，临床治疗慢性萎缩性胃炎应辅以抗炎治疗，以阻止腺体进一步萎缩，减轻患者不适症状，为患者长期、稳定地接受治疗创造条件，从而提高临床疗效。若患者以浅表性胃炎或胆汁反流为主要表现，则临床不能一味采用补气、活血化瘀等方法。若患者伴有浅表性胃炎，应根据其具体病机，灵活应用祛湿、清热、疏肝理气、和胃降逆、健脾消食等方法；若患者伴有胆汁反流，则要依据其具体病机，灵活应用疏肝和胃降逆、清热解毒、温胃健脾等方法。

三、重视活血化瘀药的应用

陈师认为久病必瘀，若慢性萎缩性胃炎患者腹痛位置固定，舌色紫暗或有瘀点、瘀斑或舌下静脉迂曲怒张，脉象细涩，胃黏膜颗粒状隆起、黏膜皱襞水肿粗大或形成息肉等，即为血瘀之象。现代研究亦表明，慢性萎缩性胃炎患者普遍存在微循环障碍，胃黏膜血流较非慢性萎缩性胃炎患者明显降低。陈师治疗此类患者常选用活血化瘀法，临床常用莪术、丹参、三七、红花、赤芍、三棱、桃仁等活血药。现代药理学研究证实，三七具有改善微循环、消炎作用，其有效成分三七总皂苷有增加肠系膜血流量、抗炎及清除氧自由基的作用；三棱、莪术均能改善血液流变学，扩张血管，加速血流，调节血管通透性和抗癌。此外，多种活血化瘀类中药均有增强和激活胃黏膜防御因子保护功能的作用。因此，活血化瘀类中药在本病的治疗中应用广泛。

四、强调辨证与辨病相结合

陈师治疗慢性萎缩性胃炎时注重将辨证与辨病相结合，认为辨证是治疗本病的关键。临床上部分患者长期无明显症状，但病变持续存在甚至进一步加重，此时应依据胃镜下黏膜表现和病理检查结果进行辨证论治。陈师认为胃镜检查和胃黏膜活检是诊断和检验疗效的重要手段，可根据胃镜下黏膜的病理变化指导用药。湿热毒邪内蕴，导致胃黏膜充血、水肿糜烂者，宜选用白花蛇舌草、半边莲、黄连、蒲公英等药清热解毒；胃酸分泌过多，导致胃黏膜呈溃疡样变者，宜选用乌贝散等制酸药；肝胃郁热者，可加用左金丸，并加用三七、丹参活血化瘀，白及等收敛生肌；黏膜水肿渗出明显者，加用祛湿、渗湿、燥湿药；黏膜出血明显者，加用凉血止血、化瘀止血药。

五、常见症状的对症治疗

适当的对症治疗可以提高临床疗效，亦可增加患者信心，使其配合治疗。疼痛者，选用良附丸、左金丸、芍药甘草汤等；痞满者，选用紫苏梗、木香、青皮、陈皮、砂仁、厚朴等；反酸、胃灼热者，选用煅瓦楞子、乌贼骨、左金丸、浙贝母等；便秘者，选用大黄、肉苁蓉、火麻仁等；纳差者，选用炒麦芽、焦山楂、焦神曲、鸡内金等。

六、其他

除了准确辨证施治外，临床上还有很多影响慢性萎缩性胃炎疗效的因素。①注意日常生活调摄。患者应戒烟戒酒，规律进食，忌辛辣、苦寒食物及对胃刺激性药物，起居有常等。②注意调畅情志。悲观、失望等负面情绪会影响整体疗效，而积极向上的心理状态有助于康复。③坚持足够的疗程。本病的病程及治疗周期较长，通常单个疗程在 3 个月左右，患者必须坚持 2～3 个疗程方可见效。

（本篇刊载于《光明中医》2011 年第 26 卷第 8 期）

陈树真主任中医师辨治胆囊结石经验

米庆海

一、临证经验

胆囊结石为临床常见病及多发病，临床常用治疗方法包括体外冲击波碎石、口服鹅去氧胆酸溶石、手术治疗、中医药治疗等。手术是治疗胆囊结石的主要手段，以胆囊切除术为主。患者经手术治疗后，大多会取得较满意效果。但是陈师认为，胆囊是一个十分重要的消化器官，不能轻易切除；加之胆囊切除术后常出现并发症，如功能性消化不良、胆汁反流性胃炎、继发胆总管结石等，只有当患者病情严重或症状持续、保守治疗不能排出结石时，才能采取手术治疗手段。

陈师认为胆囊结石可归属于中医"胆胀""胁痛""黄疸"范畴，患者多因情志不畅、过食肥甘油腻等导致肝气不舒，脾失健运，湿热内生，煎灼胆汁，凝结成石，继而出现右胁胀满、疼痛、纳差等症。本病的临床常见证型为肝气郁滞和肝胆湿热，常用治法为疏肝利胆、化湿清热、理气止痛，常用方药为大柴胡汤加减，或合并茵陈蒿汤加减，常用药物包括醋柴胡、炒白芍、黄芩、木香、枳实、青皮、威灵仙、金钱草、蒲公英、槟榔、大黄等，黄疸加茵陈蒿、栀子，腹胀加厚朴、炒莱菔子，胁痛明显加香橼、炒延胡索、川楝子，便秘严重加芒硝等。陈师认为，胆以通为顺，以降为顺，不通则痛，故患者无便秘症状也可加入芒硝、大黄等通腑之品以增加疗效。方中醋柴胡、黄芩、青皮、枳实、木香可疏肝利胆，理气止痛；炒白芍、甘草合用可缓急止痛；重用金钱草可利胆、溶石、排石；威灵仙可通络解痉，利于结石排出；大黄、槟榔通腑降逆；蒲公英清热解毒等。陈师通过多年临床实践发现，患者整体状态好坏是排石成功与否的关键。若患者身强体健，胆道通畅无狭窄，胆囊功能良好，且结石小于 0.5cm，通常中药治疗效果较好，否则排石存在一定难度。

陈师特别强调，胆囊结石合并坏疽性胆囊炎症为临床急症，主要表现为右上腹及胃脘部剧痛、高热、黄疸等，应及时采取手术治疗。但临床上部分患者存在手术禁忌证，故只能采取保守治疗。陈师指出，此类患者多属毒热内炽证，治宜清利肝胆、泻火解毒，方选茵陈蒿汤合龙胆泻肝汤加减，药用茵陈蒿、大黄、栀子、蒲公英、龙胆、虎杖、醋柴胡、黄芩、黄连、玄明粉、生地黄、生石膏等。随症加减：高热神昏者，可加服安宫牛黄丸；恶寒、自汗、脉沉细者，可加麦冬、石斛、天花粉；有出血倾向者，可加白茅根、牡丹皮、赤芍；阳虚欲脱者，可加人参、炮附片等。症状较重者亦可配合静脉滴注治疗。

陈师治疗胆囊结石时，非常重视应用单验方，兹举例如下：①玉米须茶。开水冲泡玉米须，每日 30g，代茶饮用。②金钱草粥。取金钱草150g，洗净，水煎取汁，再加水适量，加粳米 40g，煮成粥，加入冰糖10g，待冰糖溶化即可食用。③核桃肉。每日吃核桃 4～5 个。④威灵仙。每次 50g，每日两次，水煎内服。陈师特别强调核桃在本病治疗中的应用价值。其认为核桃的有效成分不但可溶石、排石，还可预防结石的发生。

二、注意事项

胆囊结石患者应注意饮食调护，多摄取高纤维食物，同时限制胆固醇摄取量，尽量避免食用动物内脏、蛋黄等富含胆固醇的食物。此外，患者饮食应定时定量，禁止暴饮暴食，平时应适度运动，避免过于疲劳。若患者平时有便秘症状，须积极治疗。

三、典型病例

患者，男，46 岁，主因右上腹胀满疼痛 2 小时就诊。现病史：患者右上腹胀痛明显，口苦口干，不思饮食，平日嗜好烟酒，常暴饮暴食，大便干燥，4～5 日一行，小便可，舌红、苔黄厚腻，脉弦，经超声检查确诊为胆囊结石，大小为 0.4cm×0.3cm。中医诊断：胁痛，肝郁气滞证。治法：疏肝理气、利胆通腑。处方：大柴胡汤加减。药物组成：醋柴胡 10g，炒白芍 20g，黄芩片 10g，木香 10g，枳实 15g，青皮 10g，威灵仙 20g，金钱草 40g，蒲公英 20g，槟榔 15g，大黄 10g（后下），芒硝 10g（冲服）。5 剂，每日 1 剂，水煎两次，取汁 300mL，分两次口服，并嘱患者每日吃核桃 4～5 个。患者服药后症状明显缓解，加减治疗月余，复查超声未见异常，病告痊愈。嘱其常吃核桃，并清淡饮食，以防复发。

（本篇刊载于《中国中医急症》2011 年第 20 卷第 5 期）

浅谈陈树真主任医师治疗梅核气经验

米庆海

一、病机探讨

梅核气又称"癔球症"，以咽部有异物感，咯之不出，吞之不下，但不妨碍饮食为特征，可伴有胁胀、烦躁不安、多梦等症状，是临床常见病、多发病、疑难病。本病常反复发作、症状时轻时重，与患者情绪变化有关，愉快时可毫无所苦，生气后明显加重。中医药治疗本病有一定优势。

陈师认为痰气交阻是梅核气的基本病机，脾胃升降失常在本病的发生、发展过程中发挥了重要作用。脾为生痰之源，肺为贮痰之器，咽喉为肺胃之门户。脾以升为健，胃以降为和，若脾气不升，胃气不降，则水湿运化失职，湿聚成痰。脾胃为人体气机升降之枢，脾胃升降失常，影响全身气机的升降协调，导致气滞。咽喉为气机运行的要道，故痰与气更容易互结于此，致咽喉不爽，气机不利，表现为咽部不适、似有物堵等症状。本病多见于女性患者，可能因女性更易情绪变化，精神抑郁，肝失疏泄，进而导致肝脾（胃）不和，脾胃升降失司，痰气郁结于咽喉。本病初起为痰气交阻，久则郁而化火，形成痰热互结之证；或因久用香燥理气之品而伤阴，形成阴虚夹痰之证；或气滞日久，影响血运，形成气滞血瘀之证。

二、治疗方法

陈师认为本病宜标本兼治，健运脾胃，复其升降之职以治本；化痰理气，顺畅气机以治标，方剂选用旋覆代赭汤合半夏厚朴汤加减，常用药物包括旋覆花、赭石、生姜、法半夏、厚朴、紫苏叶、茯苓、党参、大枣、炙甘草、百合、合欢花等。随症加减：咽干者，加麦冬、玉竹、北沙参等；胸胁胀满、肝气不舒者，加醋柴胡、佛手、香橼、川楝子等；胸膺刺痛、舌暗、有瘀斑者，加炒桃仁、丹参、泽兰、茜草等；苔腻者，加藿香、佩兰、石菖蒲、麸炒苍术；便溏者，加麸炒白术、麸炒山药、薏苡仁等；胸闷者，加郁金、麸炒枳壳等；寐差者，加首乌藤、炒枣仁等；气郁化火致头晕、面赤、烦躁者，加夏枯草、炒白芍等。旋覆代赭汤出自《伤寒论》，是治疗脾胃虚弱、痰气上逆之证的良方；半夏厚朴汤出自《金匮要略》，是治疗"咽中如有炙脔"的名方。二方合用，于本病病机甚为合拍。陈师特别强调，本病与患者情绪波动关系密切，即使患者无明显精神症状，方中亦重用百合、合欢花等宽胸理气之品以协助脾胃升降，有利于患者康复。

三、典型病例

患者，女，45 岁，2010 年 7 月 13 日就诊。患者近 3 年自觉喉中有物，吞之不下，吐之不出，作咯吐状后略觉舒畅，近 1 个月有加重倾向。患者曾往西医院五官科诊治，行钡餐、透视等检查未见异常，服用化痰及抗生素类药无效，后转来中医诊治。症见：自觉喉中有痰，吞之不下，吐之不出，善太息，胸闷，脘痞，纳差，舌红、苔薄，脉细略

数。辨证：脾胃升降失常，土壅木郁，肝气郁结上冲于喉，化火生为无
形之痰，痰气交阻。中医诊断：梅核气。治法：健运脾胃，疏肝解郁。
处方：旋覆代赭汤合半夏厚朴汤加减。药物组成：旋覆花10g（包煎），
赭石20g（先煎30min），厚朴10g，法半夏10g，茯苓15g，柿蒂10g，
紫苏叶6g，醋柴胡6g，郁金10g，百合30g，合欢花30g，炙甘草6g，
大枣5枚，生姜5片。每日1剂，先服5剂。嘱其调畅情志，进行有益
身心的活动，并多找朋友谈心。二诊：患者病情缓解，按原方略作加
减，续服10剂。三诊：患者症状基本消失，继服5剂以巩固疗效。两
个月后随访，患者未见初诊症状，心情开朗，告愈。

（本篇刊载于《中国中医药现代远程教育》2011年第9卷第5期）

复胃汤治疗糖尿病胃轻瘫67例

张增建

陈师认为，疾病是机体在各种因素作用下的整体功能失衡反映在局
部的一种表现，中医通过协调阴阳，疏理气血，抑强扶弱使机体内环境
达到相对的平衡状态。在这种学术思想指导下，陈师运用复胃汤治疗糖
尿病胃轻瘫取得满意效果。笔者现将资料完整的67例病历资料整理、
报道如下。

一、资料与方法

（一）一般资料

67例患者全部为门诊病例，其中男38例，女29例；年龄35～63岁，

平均 60.6 岁；病程最短 5 年，最长 24 年；伴周围神经病变 28 例，伴视网膜病变 19 例；单纯口服降糖药物控制血糖 42 例，应用胰岛素或联合口服降糖药物控制血糖 25 例。

（二）诊断标准

西医诊断参照《内科疾病诊断标准》中糖尿病胃轻瘫的诊断标准制定：糖尿病病程 5 年以上；以早饱、上腹胀满、恶心呕吐为主症；中上腹可有压痛或震水声；经消化道钡餐检查证实胃蠕动减慢或排空时间延迟；排除消化系统器质性疾病；排除具有严重的其他系统疾病所致胃肠功能异常者；排除二甲双胍、阿卡波糖等口服降糖药物所致胃肠不适症状者。中医辨证参照《中药新药临床研究指导原则（试行）》制定。

（三）治疗方法

在西药控制血糖基础上应用复胃汤治疗。药物组成：木香 10g，砂仁 10g（后下），法半夏 10g，党参片 10g，枳实 10g，厚朴 10g，陈皮 10g，香橼 10g，炒莱菔子 10g，莪术 10g，茯苓 12g，白术 10g，焦神曲 10g，竹茹 10g。随症加减：苔黄厚腻者，加藿香 10g、黄连 6g；口苦者，加连翘 10g、龙胆 6g；食欲不振者，加豆蔻（后下）、石菖蒲各 10g；恶心呕吐者，加赭石 30g（先煎）、旋覆花 10g（包煎）；大便溏稀者，加白扁豆、山药各 10g：大便干燥者，加大黄、火麻仁各 10g，每日 1 剂，水煎分服。

（四）疗效标准

参照《中药新药临床研究指导原则（试行）》制定。治愈：临床主要症状消失，胃肠造影示排空正常；好转：临床主要症状消失，胃肠造影仍为排空延迟；无效：临床主要症状无减轻甚至加重，胃肠造影示大量潴留或排空延迟。

二、结果

67 例患者服药时间最短两周，最长两个月，经治疗后治愈 38 例，好转 22 例，无效 7 例，总有效率为 89.55%。

三、典型病例

患者，男，59 岁，2010 年 5 月 22 日初诊。患者有 2 型糖尿病史二十余年，长期应用胰岛素联合口服降糖药物控制病情，目前血糖控制尚可。近 3 年来，患者反复出现餐后胃脘痞满不适，纳呆，时有恶心，间断服用多潘立酮、西沙必利、健胃消食片等药物对症治疗，治疗后症状有所缓解，遂未予重视。近 1 年来，患者症状渐次加重，X 线钡餐检查示胃蠕动差，胃内有潴留物，经西医诊断为糖尿病胃轻瘫，仍接受促胃动力药和助消化药物治疗，但症状无明显改善。日前患者早饱，上腹胀满，有震水声，呕吐时作时止，饮食稍多即吐，胸闷不饥，躁扰不安，倦怠乏力，面色萎黄，大便稀软，舌质暗淡，舌苔薄白腻，脉沉缓。中医辨证：脾胃虚弱、食滞浊蕴、痰瘀阻络。治法：健脾和胃，化浊祛痰，行气通络。处方：复胃汤加赭石 30g（先煎）、旋覆花 10g（包煎）。水煎服，每日 1 剂。二诊：患者服药 14 剂后呕吐消失，时有恶心、早饱、上腹胀满、胸闷不饥减轻。上方去赭石、旋覆花，加豆蔻（后下）、石菖蒲各 10g，连续服 20 剂。三诊：患者除餐后感胃脘痞满不适外，其他症状基本消失。后守方调理 10 剂，诸症悉除，复查 X 线钡餐检查，结果显示胃蠕动及排空正常。嘱其病情若有反复及时就诊，后随访 3 个月未再复发。

四、讨论

糖尿病胃轻瘫属于中医"消渴""痞满""腹胀""呕吐""反胃"等范畴，病程长，病机错综复杂，属本虚标实、虚实夹杂之病。现代医学认为本病可能与糖尿病引起的迷走神经传导障碍、胃肠激素失调、胃微血管病变等有关。胃动力障碍会影响降糖药物吸收效率，导致患者血糖出现波动，引发一系列并发症。目前西医通常采用促胃动力药如甲氧氯普胺、西沙必利、多潘立酮等治疗，但不能从根本上解决糖尿病引起的慢性血管、神经病变，远期疗效欠佳，且均存在一定的不良反应。

陈师通过多年临床实践总结出，本病病机多为消渴日久，伤阴耗气，致气阴两虚，痰瘀内生，阻于脉络，脾胃络脉受阻，失于充养，终致脾胃之气虚弱不足，健运失权，无以腐熟水谷，形成湿、浊、痰、瘀等病理产物，导致脾胃络脉瘀阻进一步加重，如此恶性循环，脾胃功能日渐受损，斡旋失司，升降无度，气病及血，阴阳失和，气机逆乱，气血不利，而诸症遂生。因此，临证应紧紧围绕脾胃虚弱为病之本，湿浊痰瘀为病之标进行辨治。《素问·标本病传论》言："知标本者，万举万当，不知标本，是谓妄行。"健脾和胃，化浊祛痰，行气通络是治疗本病的关键。组方中党参、茯苓、白术健脾益气，运湿祛浊；木香、砂仁、香橼行气开胃；半夏、陈皮、竹茹降逆和中，理气化痰；枳实、厚朴、炒莱菔子、焦神曲下气除胀，消食行滞；莪术破血逐瘀，行血中之气滞。现代药理学研究表明，砂仁、枳实、木香、香橼、半夏、厚朴能兴奋胃肠平滑肌，从而提高胃动力，促进胃排空，增强胃肠运动；茯苓、白术对胃黏膜屏障有保护作用；山药、白术具有降糖、促进胰岛素分泌、加强人体组织对葡萄糖的利用、提高胰岛素受体敏感性、提高人体免疫力、清除机体氧自由基等作用。全方组方严谨，攻补兼施，标本兼治，气血并调，切中病机，共奏健脾和胃之功，使纳化相依，升降有序，阴阳调和，气血畅通，脏腑安和，收效显著。

（本篇刊载于《黑龙江中医药》2011年第40卷第4期）

加味大黄附子汤治疗慢性肾功能不全 53 例

张增建

慢性肾功能不全是多种疾病如肾小球肾炎、肾病综合征、糖尿病肾病的不良转归，严重影响患者生活质量。陈树真主任医师通过临床实践总结出湿、热、虚、浊、瘀是肾脏疾病主要病理基础，并贯穿于肾脏疾病的各个阶段。其用加味大黄附子汤辨治慢性肾功能不全收效满意，现报告如下。

一、资料与方法

（一）临床资料

53 例患者全部为门诊患者，其中男 28 例，女 25 例；年龄 22～61 岁，平均 47.25 岁；病程最短 6 个月，最长 12 年；原发病：慢性肾小球肾炎 28 例，慢性肾盂肾炎 4 例，肾病综合征 5 例，高血压肾病 3 例，糖尿病肾病 13 例。

（二）诊断标准

西医诊断参照 1992 年原发性肾小球疾病分型与治疗及诊断标准专题座谈会拟定的慢性肾功能衰竭诊断标准及分期标准；中医辨证参照第 2 次全国中医肾病专题学术会议拟定的标准。所有病例均为血肌酐（Scr）133～442μmoL/L，内生肌酐清除率（Ccr）＜80mL/min 的慢性肾功能衰竭患者，并排除具有严重的其他系统疾病者。

（三）治疗方法

在西医基础与对症治疗基础上应用加味大黄附子汤治疗。药物组成：附片 10g（先煎），肉桂 6g，冬虫夏草粉 6g（冲服），白术 10g，茯苓 10g，干益母草 30g，丹参 10g，车前子 10g（包煎），猪苓 15g，泽兰 10g，泽泻 10g，玉米须 30g，六月雪 30g，白花蛇舌草 15g，大黄（后下）（以便软为度来调整用量）。随症加减：恶心呕吐、苔黄厚腻者，加姜半夏、黄连片、草豆蔻各 10g；贫血者，加熟地黄、龙眼肉、阿胶（烊化）、鹿角胶（烊化）各 10g；水肿较重者，加葫芦巴 10g、冬瓜皮 30g；胸闷、心悸者，加瓜蒌、葶苈子各 10g，党参片 15g；纳呆者，加豆蔻（后下）、六神曲各 10g；腹胀满者，加大腹皮 10g；气虚乏力者，加黄芪、党参片各 10g。每日 1 剂，水煎分 3 次温服。

（四）疗效标准

参照《中药新药临床研究指导原则（试行）》制定。显效：临床症状减轻或消失，Scr 降低 ≥ 30%，Ccr 增加 ≥ 30%。有效：临床症状减轻或消失，20% ≤ Scr 降低 < 30%，20% ≤ Ccr 增加 < 30%。无效：不符合显效或有效标准者。

二、结果

53 例患者服药时间最短 1 个月，最长 3 个月，经治疗后显效 15 例，有效 27 例，无效 11 例，总有效率为 79.25%。

三、典型病例

患者，男，48 岁，2010 年 3 月 27 日初诊。患者患慢性肾小球肾炎致慢性肾功能不全 3 年余，长期口服药用炭片、阿魏酸哌嗪、双嘧达莫等药物治疗，效果不佳，肾功能损害呈渐进性加重。近半年来，患者反复出现双下肢水肿，小便不利，尿量减少，倦怠乏力，动则气短，胸闷不饥，恶心欲吐，面色暗淡无泽，大便略干，舌淡暗胖，苔黄浊腻，脉沉缓。近日查血红蛋白（Hb）78g/L，尿素氮（BUN）16.1mmoL/L，Scr 378.6μmoL/L。血压 145/90mmHg（1mmHg ≈ 0.133kPa）。中医辨证：

脾肾阳虚、浊毒内蕴、瘀阻肾络。治法：健脾温肾，清热解毒，通腑泄浊、活血通络。应用加味大黄附子汤加姜半夏、黄连片、葫芦巴各 10g。水煎服，每日 1 剂。二诊：患者服药 15 剂后，水肿减轻，胸闷呆纳好转，恶心欲吐基本消失，小便量增加，大便为稀软便，每日 2～3 次。上方去姜半夏、黄连片，加党参片、豆蔻（后下）各 10g。续服 20 剂。三诊：患者双下肢水肿基本消失，小便量可，气短乏力好转。复查 BUN 12.6mmol/L，Scr 236.2μmoL/L。后守方调理 30 剂，自觉症状基本消失，Hb 98g/L，BUN 9.1mmoL/L，Scr 182.4μmoL/L，病情基本缓解。守方续服，巩固疗效。

四、讨论

慢性肾功能不全属中医"水肿""癃闭""呕吐""关格""虚劳""溺毒"等范畴，病程长，属本虚标实、虚实夹杂之病。陈师认为本病病机多属脾肾阳虚，气化不利，水湿内停，日积月聚，湿酿为浊，化热成毒，浊毒积聚，瘀阻肾络，终致脏腑功能失调，阴阳失和，气机逆乱，气血不利，而诸症横生，缠绵不愈。陈师认为湿、热、虚、浊、瘀是肾脏疾病的主要病理基础，贯穿肾脏疾病的各个阶段。正如《素问·生气通天论》所云："阳不胜其阴，则五脏气争，九窍不通。"围绕本病脾肾阳虚之本，湿、热、浊、毒、瘀之标，治宜健脾温肾，清热解毒，通腑泄浊，活血化瘀。方中附子、肉桂、冬虫夏草、白术、茯苓健脾温肾，六月雪、白花蛇舌草、大黄、车前子、猪苓、泽泻、玉米须清热解毒、通腑泄浊，益母草、丹参、泽兰活血化瘀兼利水。《本草正义》言大黄"直达下焦，深入血分，无坚不摧，荡涤积垢"，使瘀血湿毒从下而去，有利于肾功能的改善。现代药理学研究表明，大黄能促进体内毒素排泄，纠正脂质代谢紊乱，减轻高黏、高凝、高滤过状态，稳定机体免疫功能；六月雪能够有效地降低 BUN、Scr 水平；冬虫夏草的主要成分冬虫夏草菌丝可明显降低 BUN、Scr 水平，改善肾功能，促进机体蛋白质合成，纠正负氮平衡，对慢性肾功能不全有明显的防治作用。全方组方严谨，攻补兼施，标本兼治，寒热并用，气血并调，切中病机，使阴阳调，气血畅，脏腑安和，取得良好临床疗效。

（本篇刊载于《中国中医急症》2011 年第 20 卷第 6 期）

陈树真治疗郁证的经验探讨

张增建

陈师认为，疾病是机体在各种因素作用下的整体功能失衡反映在局部的一种表现，中医通过协调阴阳，疏理气血，抑强扶弱使机体内环境达到相对的平衡状态。在这种学术思想指导下，陈师近年来运用加味百合地黄汤治疗郁证百余例，均获满意效果。笔者现将陈师治疗郁证的病历资料 46 例整理报道如下。

一、资料与方法

（一）一般资料

46 例患者全部为门诊病例，其中男 18 例，女 28 例；年龄 19～64 岁，平均 52.3 岁；病程最短 7 天，最长两年。

（二）诊断标准

符合《中医病证诊断疗效标准》中郁病的诊断标准：情志不畅，精神不振，胸闷胁胀，善太息，或有不思饮食、失眠多梦、易怒善哭等症；有郁怒、多虑、悲哀、忧愁等情志所伤史；经各系统检查、实验室检查可排除器质性疾病；排除癫病、狂病。

（三）治疗方法

均采用加味百合地黄汤治疗。药物组成：百合 10g，生地黄 10g，珍珠母 30g，夜交藤 30g，合欢皮 10g，栀子 10g，炒酸枣仁 30g，陈皮 10g，法半夏 10g，竹茹 10g，夏枯草 10g，茯神 10g，龙齿 10g（先煎），磁石 10g（先煎）。加减：心烦重者，加甘草片 6g、淮小麦 10g、大枣 3 枚；汗出多者，加浮小麦 30g、五味子 10g；胸胁苦满者，加香附 10g、枳实 10g；腹胀纳呆者，加鸡内金 10g、六神曲 10g；心悸者，加远志 10g，党参片 10g。每日 1 剂，水煎分服。

（四）疗效标准

治愈：症状全部消失，情绪正常。好转：症状减轻，情绪基本稳定。无效：症状、情绪均无改善，或虽有部分好转，但又复发。

二、结果

46 例患者服药时间最短 7 天，最长 50 天，经治疗后治愈 35 例，好转 9 例，无效 2 例，总有效率为 95.65%。

三、典型病例

患者，女，48 岁，2010 年 5 月 14 日初诊。患者与邻居吵架后，出现胸胁胀满、头晕目眩、心烦欲呕、精神不振、失眠多梦、惊悸不宁、心情抑郁不快、悲伤欲哭、不思饮食或意欲食复不能食等症，西医诊断为抑郁症。患者接受抗抑郁药治疗后症状有所缓解，但未坚持治疗。近两年来，患者上述症状加重，怀疑有重病缠身，紧张、恐惧，悲观厌世，不愿与朋友交往。胃镜检查诊断为胃炎，心、肝、胆、脾、胰及肾脏超声检查均未发现异常，血压 110/80mmHg（1mmHg ≈ 0.133kPa），心电图无异常，肝肾功能、血脂检查正常。舌红、苔薄黄腻，脉细弦滑。中医诊断：郁证。病机：情志抑郁，心神浮越，心血暗耗，伤阴化火，煎液生痰，痰火扰心，致阴阳不和，气血失调。治法：养阴清心，镇心安神，豁痰定志。处方：加味百合地黄汤加香附、枳实、六神曲、远志各10g。每日1剂，水煎分服。嘱患者家属积极配合治疗，注意心理调适，树立信心，思想开朗，心情舒畅。二诊：患者服药10剂后，自觉胸胁胀满、头晕目眩症状减轻，饮食及睡眠好转。上方减枳实10g，加甘草片6g、淮小麦10g、大枣3枚。连续服20剂。三诊：患者上述症状明显好转。后守方调理20剂，患者工作生活正常，精神状态良好，病告痊愈。

四、讨论

《丹溪心法》指出："气血冲和，万病不生，一有怫郁，百病生焉。故人身诸病，多生于郁。"郁证多由情志不舒、气机郁滞而致，与"百合病""脏躁"等病密切相关。如《金匮要略·百合狐惑阴阳毒病证治》谓："百合病者……意欲食复不能食，常默默，欲卧不能卧，欲行不能行，欲饮食或有美时，或有不用闻食嗅时，如寒无寒，如热无热……如有神灵者，身形如和。"《金匮要略·妇人杂病》里的："妇人脏躁，喜悲伤欲哭，像如神灵所作，数欠伸，甘麦大枣汤主之。"陈师认为郁证属本虚标实之病，基本病机为情志抑郁，心神浮越，心血暗耗，伤阴化火，煎液生痰，痰火扰心，致阴阳不和，气血失调，故选百合地黄汤、二陈汤、甘麦大枣汤合方化裁组方。方中百合、生地黄、栀子滋阴清热，磁石、龙齿、珍珠母镇心安神，合欢皮、夜交藤、茯神、酸枣仁安神益智，陈皮、法半夏、竹茹、夏枯草豁痰开窍。另外，合欢皮入心、肝两经，具有疏肝解郁、悦心安神、活血祛瘀的作用，而无破气伤津之弊。《神农本草经》指出合欢皮"主安五脏，利心志，令人欢乐无忧"。《灵兰要览》称半夏、夏枯草可治疗阴阳违和之不眠。半夏得阴而生，夏枯草得阳而长，两药相合，使阴阳和合，阳入于阴，则能安眠。以上诸药合用，共奏养阴清心、镇心安神、豁痰定志之效，标本兼治，切中病机。郁证以精神症状为主要表现，往往与患者心理因素有关。正如《临证指南医案·郁证》所说："郁证全在病者能移情易性。"因此，临床治疗本病当辅以心理疗法，对患者应释疑、顺意、愉悦、暗示，并嘱家属积极配合，以消除或改善患者焦虑、忧郁、紧张等不良情绪及生活环境因素，改善或调节患者郁闷心境，从而使患者树立信心，思想开朗，心情舒畅，精神愉快，以利病愈。

（本篇刊载于《中国中医药现代远程教育》2011 年第 9 卷第 8 期）

陈树真应用对药治疗哮喘验案举隅

周奎龙，卢　建，薛明伟，王志恒，董润之，李向英

陈师临床善用对药治疗各种内科常见病、多发病及疑难重症，或寒热相制，或去味存用，或补泻同施，或脏腑兼调，或气血同理，或散收并用……各类对药相辅相成，相制为用，相得益彰，充分发挥其"一药多用、药有专长、药尽其用"的特殊效验，临床每获良效。

一、临证常用药对

（一）麻黄 – 射干

麻黄主疏风散寒、宣肺通窍，射干主宣肺利咽、散结下气。二者相配，鼻咽同治，常用于兼见鼻部症状（如鼻塞、鼻涕、喷嚏等）及咽部症状（如咽痒、咽痛等）的哮喘咳嗽。研究发现，射干、麻黄配伍用可调节 TH_1/TH_2 平衡、抑制炎症介质的释放和聚集，疗效优于射干或麻黄单独应用。

（二）麻黄 – 桑叶

麻黄主辛温发表，宣达肺气，桑叶主疏散风热，清肺润燥，平肝清肝。二者相配，肺肝同治，桑叶可佐制麻黄发汗解表之力，而留其温通

宣肺之功，主治咳嗽兼有恶寒、鼻塞、汗多、咽痒者。

（三）麻黄－苦杏仁

麻黄主宣发肺气，苦杏仁主肃降肺气，一宣一降，使肺复宣肃之职，加甘草则成三拗汤，多用于治疗风寒外束、肺气上逆之咳。麻黄－苦杏仁药对常用于治疗外感风寒所致鼻塞、咳嗽、气逆、喘息，以及便结不通诸症。相关研究表明，麻黄、苦杏仁药对能通过不同作用机制发挥平喘作用，优于二药单独使用。

（四）桔梗－枳壳

桔梗主升提、宣达肺气，枳壳主降逆、宽胸理气。二者相配，一升一降，调畅气机，尤适宜于治疗咽部有阻塞感、胸闷、喘咳诸症。

（五）半夏－桂枝

半夏主燥湿化痰、降逆散结，桂枝主温经散寒、助阳化气。二者相合，共奏辛温散寒解郁、燥湿化痰降逆之功。二药加用甘草则成半夏散及半夏汤（《伤寒论》），可用于治疗风邪夹饮之咽痛咳嗽、哮喘。

（六）紫菀－款冬花

紫菀主温宣开肺，款冬花主润肺下气。有中医学者认为紫菀偏于止嗽与化痰，偏入血分，宣肺化痰而治久病热咳劳嗽；款冬花偏于止咳，偏入气分，温肺化痰而治寒咳气喘。二者同用，温而不燥、润而不腻，寒热皆宜，常用于治疗咳嗽上气、痰多咳嗽、新久咳嗽、劳嗽咳血等症。

（七）蛤壳－海浮石

蛤壳主咸寒清肺、化痰消瘤，海浮石主软坚消痰、散结消肿。二者相配，能软坚散结、祛除顽痰，主治治疗咳喘、咳痰难出、咽喉痰滞等症。

（八）全蝎－蜈蚣

全蝎主息风镇痉、散结通络，蜈蚣主搜风通络、息风解痉。二者相配则成止痉散，搜风解痉之力更强，可用于治疗痉挛性咳嗽、剧烈呛咳及喘逆较甚者。相关研究显示，全蝎、蜈蚣配合可显著减少支气管肺泡灌洗液中的细胞总数、中性粒细胞、淋巴细胞、嗜酸粒细胞比例，减缓气道壁、平滑肌层增厚的趋势，减轻胶原纤维增生，对哮喘气道炎症、气道重塑具有一定的抑制作用。

（九）苦杏仁 – 桃仁

苦杏仁主止咳平喘、润肠下气，善调理气分之郁，桃仁主活血祛瘀、润肠通便、止咳平喘，善祛血分之瘀。二者相配，一者入肺经气分，一者入肝经血分，气血同理，共奏下气平喘润肠之功，可用于治疗久咳久喘、胸闷、便结诸症。

（十）熟地黄 – 苍术

熟地黄主滋阴养血，苍术主燥湿健脾。二者相配，脾肾兼顾，滋而不腻，温而不燥。若以上二味再加干姜温运中焦、健壮脾气，五味子酸敛固摄、益气生津，则成黑地黄丸，功能滋阴补肾、温脾化饮，主治肾阴不足、脾阳亏虚之痰饮咳喘。

（十一）白薇 – 附子

白薇苦寒，主清血分之热，并能解毒疗疮，附子辛热，主补火助阳、温散阴寒。二者相配，既能清解血分热毒，又可温阳散寒，常用于治疗围绝经期哮喘证属寒热错杂、阳虚浮热者，症见面赤烦热、皮疹、下身发寒。

二、典型病例

（一）案例一

患者，男，48岁，2009年3月29日初诊。患者有哮喘病史4年余，现再次发作15天，其间输液治疗3天未愈。刻下症：间断气喘，喉鸣，胸闷，鼻塞，流清涕，咽痒有异物阻滞感，遇冷则咳，咳痰白黏，饮食尚可，大便调，舌质暗，苔薄腻，脉细。中医辨证：气虚夹风，风痰伏肺，肺失宣降。治法：益气祛风、化痰宣痹、通窍利咽。处方用药：党参片10g，紫苏叶10g，紫苏子10g，射干10g，麻黄5g，法半夏12g，桂枝10g，桔梗6g，枳壳10g，薤白10g，僵蚕10g，甘草片9g，炙甘草9g，苦杏仁10g（后下），茯苓10g，地龙15g，炙全蝎4g。7剂，水煎服，每日1剂。

2009年4月6日二诊：患者喉鸣缓解，鼻塞流涕已除，咽痒、喉中异物感减轻。原方加黄芪30g，7剂，水煎服，每日1剂。后期随访，患者哮喘已平。

按语：本案患者证属气虚夹风、风痰伏肺、肺失宣降，故采用益气祛风、化痰宣痹、通窍利咽法治之。方用党参配紫苏叶，取其益气祛风、健脾和胃之功；患者兼见鼻部及咽喉症状，故用射干配麻黄，以利咽喉、通鼻窍；患者遇冷则咳，咳痰白黏，故用半夏、桂枝、甘草配伍，半夏化痰散结，桂枝辛温散寒，甘草甘缓利咽，取《伤寒论》半夏散及半夏汤之意；患者胸闷气机不畅，故选用《金匮要略》枳实薤白桂枝汤，更用桔梗、枳壳相配，取宣降气机、宣痹宽胸之功；麻黄温散宣肺，苦杏仁润下降气，二者相配，共奏宣肃升降肺气之效。本案中陈师选用数组对药，虚实兼顾，鼻咽同治，相得益彰，故取效迅速。

（二）案例二

患者，女，52岁，2008年4月11日初诊。患者有哮喘病史3年余，平素间断发作，接受中西医治疗均未能痊愈，现再次发作6天。刻下症：气喘，鼻塞，喉鸣，咽胸部闷塞不舒，痰多难咳，口干苦，面赤烦躁，背痛，双手、胸部可见皮疹，腰腿部发凉，饮食尚可，大便干结，舌质暗红，苔薄黄，脉细滑。辨证：风痰伏肺，肾虚肝旺，夹有风毒，气机郁滞，肺失宣降。治法：祛风化痰，滋肾平肝，宣肃肺气。处方：全瓜蒌20g，法半夏10g，黄连片3g，炒栀子10g，射干10g，桃仁10g，苦杏仁10g（后下），枇杷叶10g，白薇10g，麻黄5g，连翘10g，赤小豆 15g，制附片 6g（先煎），海浮石 20g，蛤壳 20g（先煎），僵蚕 10g，大黄 6g（后下），蝉蜕 5g，片姜黄 10g，地龙 15g，青皮 6g。7 剂，水煎服，每日 1 剂。

2008 年 4 月 18 日二诊：患者气喘不显，面赤烦躁、腰腿部发冷减轻，大便已通，背痛、皮疹也渐消退，咽胸部闷塞不显，痰已能咳出。予原方加蛇床子、女贞子各 10g 益肾祛风，继服 14 剂。后期随访，患者哮喘已平。

按语：本案患者证属风痰伏肺、肾虚肝旺、夹有风毒、气机郁滞、肺失宣降，故采用祛风化痰、滋肾平肝、宣肃肺气法治之。方用小陷胸汤化痰泄热宽胸，升降散祛风通腑解毒、升降气机，麻黄连翘赤小豆汤以祛风宣肺、利湿解毒，吴塘宣痹汤以宣通肺气、化湿宣痹。此外，方中选用女贞子、蛇床子、青皮、山栀以滋肾平肝、清解肝郁，兼祛风湿；桃仁、苦杏仁气血同理、肃降肺气；白薇、制附片相配，既能清解血分热毒，又可温阳祛寒；海浮石、蛤壳软坚化痰；射干、麻黄利咽、宣达肺气。药证合拍，故获良效。

（本篇刊载于《实用中医药杂志》2017 年第 33 卷第 4 期）

陈树真运用通腑法治疗内科疑难病经验

周奎龙，卢　建，王志恒

一、通腑法为逐邪而设，勿拘便结

陈师认为通腑法是中医药重要治疗法则之一，在治疗疑难疾病及危急重症方面具有重要地位。该法以泻下药为主组方，具有通导大便、排除积滞、荡涤实热、攻逐水饮等作用，属于"八法"之"下法"。《素问·五脏别论》云："六腑以通为用,以降为顺……魄门亦为五脏使,水谷不得久藏。"肠腑不通则会引起其他脏腑功能失调,导致疾病的发生。如肺与大肠相表里,腑气不通则肺失宣肃,肺失宣肃则咳逆上气。腑气不通则胃失和降,胃气上逆则呕吐不止。《医学入门》云："肝与大肠相通。"故腑气不通则肝失条达,肝失条达则胸胁胀痛。通腑法在内科急重症的抢救过程中具有重要作用,并不局限于排除机体内的有毒物质,而且对机体起着整体调节作用。由此可知,通腑法临床应用广泛,尤其是在治疗内伤杂病方面往往能取得捷效。

通腑法能清除肠道中水湿、瘀毒、积滞等病理产物,可以恢复肠道的传输功能,使肠道及时排出毒物,减少其对肠道的有害刺激。历代医家多认为通腑法为"便结"而设,然吴有性在《温疫论》中云："殊不知承气本为逐邪而设,非专为结粪而设也。"陈师在总结历代先贤临证经验的基础上提出"通腑法为逐邪而设,勿拘便结",从而扩展了通腑法的适用范围。陈师治疗痰热蕴肺导致的咳喘时常运用通腑法,通腑泄热,使痰热多从大便而解,从而快速缓解咳喘症状。此外,陈师治疗日晡发作或加重的疾病也多从阳明腑实论治,认为此时为阳明经主时,全身气血流注于阳明经,阳明得全身气血相助,与邪相争,争而病甚或欲解,故运用通腑法能取得较好的治疗效果。

二、"升"与"降"的关系

通腑法属"下法"的范畴,用药多有沉降之性。陈师在临床运用通腑法时,常佐以"宣肺"或"升清"之品,如此则升降得宜,相辅相成,疗效提高。肺与大肠相表里,肺主一身之气,主宣发肃降。肺失宣发则肃降不及,肃降不及则大肠气闭于下。陈师在运用通腑法时,常宗朱震亨"提壶揭盖"之法,在通腑泻下药中酌加紫菀、桔梗等宣肺之品。《药品化义》云："紫菀……因其体润,善能滋肾。盖肾主二便,以此润大肠燥结,利小便短赤,开发阴阳,宣通壅涩,大有神功。"《珍珠囊补遗药性赋》云："桔梗……其用有四……一为肺部之引经。"故紫菀、桔梗可宣开肺气而通二便。此外，陈师还常用升清降浊法，取"将欲去之，必固举之"及"病在下者高取之"之意。脾主升清，胃肠主降浊，升清可以降浊。陈师临证多宗张介宾之济川煎及《圣济总录》之升麻汤，惯用升麻。《本草新编》云："欲润大肠，舍补血之药无由，而补血又责之补肾，使肾之气通于大肠，而结闭之症可解。然则通肾之气，以生血可也，而必加升麻于补肾、补血之中者，盖阴之性凝滞而不善流动，取升麻而升提阴气，则肺金清肃之令行。"

三、通腑时应固护正气，尤重脾胃

通腑泻下药多苦寒峻猛，易伤正气，损及脾胃，故在临床使用过程中要把握使用时机，注意固护脾胃。有研究认为，健脾通腑法治疗原发性肝癌肝动脉化疗栓塞术后综合征，能有效改善患者腹部胀痛、纳呆、恶心呕吐、便秘发热等症状，提高患者的生活质量，改善肝功能，降低肿瘤标志物甲胎蛋白含量。吴有性云："但要量人之虚实，度邪之轻重，察病之缓急，揣邪气离膜原之多寡，然后药不空投，投药无太过不及之弊。"陈师谓通腑法虽为温疫而设，但临床应用空间广阔。若患者脾胃功能正常，陈师常宗赵棻"健运麦谷芽汤"之法，少佐谷芽、麦芽、陈皮等稍和胃气；若患者脾胃功能偏弱，陈师常配伍枳术丸、莪术、山药等，白术则选用生白术，以增强健脾通腑之力。魏龙骧云："余治便秘，盖以生白术为主力，少则一二两，重则四五两，便干结者加生地黄以滋之，时或少佐升麻，乃升清降浊之意。"陈师常谓枳壳配白术，助脾而不壅滞；山药伍莪术，破气而不伤正，共同发挥通腑、护胃的作用。临床上，生白术用量多从30g起，山药用量多从40g起，两药均能发挥助脾通腑的作用。此外，陈师临床运用大黄时多循序渐进，兼顾脾胃，针对年老体虚者，大黄用量多从5g起。古人有"病在脏，治其腑"之说，肠腑通畅，则壅遏上焦之邪热、痰浊自有出路。现代药理学研究证明，大黄不但能健胃、利胆，而且具有良好的抗菌作用。

四、"中病即止"与"效不更方"

通腑法常选用攻下峻逐之药,故临证处方须"中病即止,勿使过服"。王永炎认为:"大便得以通泻,能否作为腑气通畅的唯一佐证,是应该商榷的。"陈师通过长期临床实践发现,对于一些疾病较重、体内邪实较重的患者,即使服药后大便通畅,邪气也并未完全祛除。若此时停药,患者往往会出现邪气复聚、病情反复等严重后果。因此临床治疗此类患者时,常在患者腑气通畅后,仍予通腑泻下药治疗。此即周次清所说的"效不更方"三原则之一:"疾病的病因病机、症状均有改善,部分症状消失,而未达到治愈……效不更方。"对于正虚的患者,陈师常宗仲景"缓中补虚"之法,在扶助正气的基础上,佐以通腑之品,使邪祛而正安,避免闭门留寇。此外,陈师强调不能滥用通腑法,不仅要下得其时,还要下得其法,需根据缓急、虚实斟酌适度,才能发挥通腑法特有的作用。

五、典型病例

(一)病例一

患者,男,63 岁,2014 年 6 月 23 日初诊。患者咳嗽、气喘反复发作十余年,加重半年。患者曾于他院服用补气益脾类中药多日,咳喘加剧,遂求治于陈师。就诊时患者咳嗽偶作,咳少量黄黏痰,气喘胸闷,动则益甚,食后胸闷益甚,自述大便 3 日未行,食后腹胀,颇以为苦,舌尖红,苔薄黄腻,脉弦滑。陈师据此辨为痰热内蕴、肠痹腑实证。治法:通腑泄热,肃肺平喘。处方:小承气汤合千金下气汤、升降散等加味。药物组成:大黄 10g(后下),芒硝 6g(冲服),槟榔 10g,苦杏仁10g(后下),陈皮 6g,法半夏 10g,僵蚕 10g,蝉蜕 6g,肉苁蓉 10g,火麻仁 10g,甘草片 5g。两剂,常法煎服。

2014 年 6 月 25 日二诊:患者诉服药后咳喘、腹胀稍缓,然大便仍不通畅,舌尖红,苔薄黄腻,脉弦滑。原方加紫苏子 10g、莱菔子

15g、升麻 6g。两剂，常法煎服。

2014 年 6 月 27 日三诊：患者诉咳喘明显减轻，现腹胀不显，大便通畅，如释重负，舌淡红，苔薄黄，脉细。效不更方，原方加补肾纳气、清养肺阴之药调理而愈。

按语：本案患者咳吐黄黏痰，舌苔黄腻，脉滑，此乃痰热蕴肺之象；腹胀时作，大便闭结，肠痹腑实尽显，当辨为痰热内蕴、肠痹腑实证。《灵枢·经脉》曰："肺手太阴之脉，起于中焦，下络大肠，还循胃口，上膈属肺。"肺与大肠相表里，病理上相互影响，脏病及腑，腑病及脏。陈师治以通腑泄热，肃肺平喘，方选小承气汤通腑泄热，加苦杏仁宣通肺气、承顺腑气，有《温病条辨》宣白承气汤之意；槟榔、苦杏仁即千金下气汤，主胸腹背闭满，上气喘息；半夏、陈皮化痰和胃，取二陈汤之意，金陵名医张简斋常以此和胃气；升降散出自《伤暑全书》，主升清降浊，散风清热，佐火麻仁、肉苁蓉温润通便。二诊时患者疗效不彰，故加莱菔子降气通腑，张锡纯有"一味莱菔子汤"治痰阻气结，与本证相合；加紫苏子肃肺通腑，紫苏子与火麻仁相配，乃苏子麻仁粥，主治老年虚秘；加升麻以升清降浊。调方后，患者便通喘平。不治喘而喘自平，可见通腑法之效宏。

（二）病例二

患者，女，88 岁，2014 年 8 月 9 日初诊。患者因恶性淋巴瘤诱发肠梗阻而入院，因患者高龄，遂未行胃肠减压术及放化疗等治疗，又因其家属与陈师素善，故前来就诊。就诊时见：患者神志委顿，呕吐时作，不闻食臭，闻之则呕吐交加，盈碗盈盆，其声尚宏，腹痛时作，按之则甚，大便不解 3 天，颇以为苦，舌质红，苔黄腻而燥，脉细。中医诊断：呕吐，肠痹腑实、胃气上逆证。治法：通腑泄热、和胃降逆。处方：大半夏汤合大黄甘草汤加减。药物组成：法半夏 30g（先煎 1 小时），西洋参 15g，大黄 10g（后下），甘草片 5g。3 剂，水煎，调入蜂蜜两勺温服。

2014 年 8 月 12 日二诊：患者呕吐、腹痛明显好转，现可食稀粥半碗，精神较前明显好转，可短暂交流，大便稍通，但仍难解，舌质红，苔黄腻而燥，脉细。原方加茯苓、桃仁各 10g。4 剂，水煎，调入蜂蜜两勺温服。

2014 年 8 月 16 日三诊：患者呕吐全止，大便通畅，腹痛不显，精神进一步好转，对答切题，食纳好转，舌质红，苔黄腻少津，脉细。患者呕吐已止，大便通畅，阴虚之象尽显，治以益气生津、通腑泄热为主。处方：生脉散、枳术丸、抵当汤加减。药物组成：党参片 40g，麦冬 10g，五味子 10g，大黄 6g（后下），甘草片 5g，桃仁 6g，半枝莲 30g，白术 50g，枳壳 10g，天花粉 10g，山药 60g，莪术 6g。5 剂，常法煎服。

按语：呕吐非独为胃气上逆所致，亦多与肺、肠相关。《素问·至真要大论》曰："诸呕吐酸，暴注下迫，皆属于火。"本案患者呕吐颇剧，大便不通，舌质红，苔黄腻而燥，脉细，证属肠腑郁热、腑气上冲、胃气失和，故呕吐时作。《金匮要略》曰："胃反呕吐者，大半夏汤主之……食已即吐者，大黄甘草汤主之。"方以大半夏汤和降胃气，大黄甘草汤通便止呕。此外，张从正云："诸痛为实，痛随利减。"通腑法有助于减轻患者腹痛，方简而效宏。二诊时，患者呕吐、腹痛明显好转，然大便仍难解，结合患者病情，考虑湿瘀互结，加用茯苓以和胃利湿；宗抵当汤之法，加桃仁以通腑化瘀。三诊时，患者呕吐已止，大便通畅，阴虚之象尽显，然祛邪务尽，续以扶正通腑，标本兼顾，使邪祛正安，疾病向愈。本案患者病势颇急，而三诊用药甚简而力宏，可谓"大道至简"。本案患者肿瘤疾患虽未治愈，但生活质量改善，并发症痊愈，疗效颇佳。

六、小结

陈师认为，通腑法可广泛运用于内科杂病及疑难病的临床诊疗中，但需掌握其适应证，辨证属正盛邪实者方可使用，不可孟浪行事。此外，临床医家必须时刻注意固护患者正气，灵活处理好"升"与"降""中病即止"与"效不更方"的关系，如此才能发挥通腑法的独特功效。

（本篇刊载于《中医学报》2017 年第 32 卷第 1 期）

陈树真从湿热治疗阳痿、阳强验案 2 则

周奎龙，王志恒

一、案例一

患者，男，43 岁，2015 年 3 月 12 日初诊。患者阳痿 3 年，已影响夫妻感情，曾自行服用"肾宝"等多种药物，后又经多位中医师治疗，病无起色。患者平素嗜好烟酒，体胖。舌脉象：舌苔黄腻，脉滑数。体检：正常男性第二性征，阴茎、阴囊及其内容物未见异常。实验室检查：性激素在正常范围。辨证：湿热蕴结下焦，阳气困遏不伸，宗筋弛纵，阴器失用。治法：清热利湿，佐以通络。处方：川黄柏 6g，栀子 10g，牛膝 10g，茵陈 10g，巴戟天 10g，仙茅 10g，淫羊藿 10g，水蛭 6g，茯苓 10g，丹参 20g，薏苡仁 30g，蜈蚣两条，海马 6g。10 剂，水煎服，每日 1 剂。嘱患者禁烟酒，饮食宜清淡。

2015 年 3 月 23 日二诊：患者诉晨起阴茎已能勃起，但持续时间较短，硬度不够，舌苔黄腻略减，脉滑数。方证相应，已见效机，原方不变，继服 10 剂。

2015 年 4 月 2 日三诊：患者诉阴茎已能勃起，可行性生活，时间较短，舌脉已平。守前方加肉苁蓉 10g，继服 10 剂。

2015 年 4 月 13 日四诊：患者阳痿已愈。

按语：阳痿指成年男性因阴茎勃起功能减退或丧失以致不能完成满意的性生活。《素问·生气通天论》曰："大筋软短，小筋弛长，软短为

拘，弛长为痿。"中医认为，阳痿多属虚证，为肾虚，多为肾阳虚，治疗以温补肾阳为主。陈师指出，阳痿的病因有虚有实，而实证常见肝郁不舒、湿热下注、痰浊阻窍、血脉瘀滞等四证。本病患者平素嗜好烟酒，湿热蕴结下焦，久病在络，阳气困遏不伸，宗筋弛纵，阴器失用，故交媾不遂，治以清热利湿为主，佐以通络，湿祛、热清、络通，则宗筋自健而阳痿自除。陈师临证喜用水蛭，认为其功用实多，故将水蛭与蜈蚣合用，共奏活血化瘀通络之功。另外，少佐仙茅、淫羊藿、海马以兴阳道，并嘱患者禁烟酒以遏湿热之源，而得良效。

二、案例二

患者，男，46 岁，2015 年 4 月 20 日初诊。患者面红体丰，口苦、口臭，排尿涩痛，小便黄浊，大便干结，艰涩难下，诉近 1 个月以来每到夜间 2 ～ 3 点阴茎异常勃起，胀痛难忍，心烦意乱，坐立不安，难以入睡，经多方诊治，证不缓解，痛苦万分。舌脉象：舌苔黄厚腻，脉弦滑有力。否认其他病史，否认滥用药物史。体检：正常男性第二性征，阴茎、阴囊及其内容物未见异常。实验室检查：性激素、血常规均在正常范围。泌尿系超声未见明显异常。中医诊断：阳强，肝郁化火、湿热下注证。治法：清热利湿。处方：知柏地黄汤、龙胆泻肝汤、交泰丸合八正散化裁。药物组成：天花粉 10g，川黄柏 6g，知母 10g，栀子 10g，龙胆 6g，黄连片 6g，肉桂 3g，生地黄 10g，通草 6g，鳖甲 10g（先煎），竹叶 6g，莲子心 6g。4 剂。水煎服，每日 1 剂。

2015 年 4 月 24 日二诊：患者服药两剂后口苦、口臭、心烦均明显好转，大便畅行，小便转清，夜间阴茎略有勃起，胀痛不显，4 剂服完后症状已平。陈师指示守方继服 3 剂以巩固疗效，后期随访患者已愈。

按语：阴茎异常勃起是指在无性兴奋、无性欲要求的情况下，阴茎持续性勃起不倒，且无任何快感，并常伴有痛感的一种男科急症，中医称此为"阳强""强中""阴纵不收"等。陈师认为，湿性黏腻重浊，善趋下焦肝肾，湿热下注，纠缠胶着，阻滞肝脉，困阻宗筋，加之患者素嗜烟酒，故投以清肝泻火利湿之剂，二便分消，邪有出路，经脉清顺，阳强自收。肝主筋，司疏泄，肝脉络阴器，阴茎为宗筋之所聚；肾藏精，主生殖，出使窍。肾开窍于前后二阴，阴茎为肾之所聚。陈师指出，肾虚肝实为本病发病之基点，治疗既要及时、果断，又要恰当、慎重。

（本篇刊载于《江苏中医药》2016 年第 48 卷第 4 期）

陈树真治疗不寐验案撷萃

周奎龙，王志恒

一、典型病例

（一）痰热内扰案

患者，男，40 岁，2012 年 1 月 6 日初诊。患者失眠、头晕时缓时剧 1 年余，曾就诊于多家医院，经服西药后疗效不佳。刻下症：失眠，头晕，健忘，心烦不宁，食欲不振，口苦口干，痰多而黏，二便正常，舌淡白，苔薄黄腻，脉细数。辨证：痰热内扰，兼气阴两虚。治法：清热化痰、益气养阴安神。处方：太子参 15g，酸枣仁 12g，远志 6g，五味子 3g，竹茹 12g，枳壳 6g，清半夏 6g，茯苓 10g，陈皮 5g，夜交藤 12g，秫米 10g（包煎），炙甘草 3g，龙骨 30g（先煎），牡蛎 30g（先煎）。4 剂，水煎服，每日 1 剂。

2012 年 1 月 10 日二诊：患者失眠明显改善，夜能寐，食量增加。上方去龙骨、牡蛎，加合欢皮 12g、鸡子黄 1 枚（冲服）。患者继服 4 剂以巩固疗效。

按语：本案患者不寐已久，伴有神疲乏力、食欲不振、口干、脉细数，乃气阴两虚之象；又见痰多而黏、口苦、脉数、苔薄黄腻，乃痰热内蕴之象，故辨证属痰热内扰，兼气阴两虚。陈师运用清热化痰兼益气养阴的十味温胆汤加味治疗而获效。

（二）气阴两虚案

患者，男，76 岁，2012 年 4 月 20 日初诊。患者病起于头晕、纳减，四肢倦怠，继而不寐，经心电图检查诊断为心房纤颤。刻下症：形容消瘦，面色无华，舌淡，无苔，脉两寸沉细、两关弦急。辨证：心气不足，心脾不调，阴虚。治法：以益气养阴、宁心安神为主，以调摄心脾为辅。处方：太子参 15g，白术 6g，茯苓 10g，炙甘草 3g，酸枣仁 12g，远志 6g，五味子 3g，珍珠母 15g（先煎），麦冬 15g，北沙参 12g，枸杞子 10g，龙骨 30g(先煎)，牡蛎 30g(先煎)，莲子 15g。7 剂，水煎服，每日 1 剂。

2012 年 4 月 30 日二诊：患者头晕减轻，睡眠转佳，仍纳呆、倦怠。治宜调中益气，予五味异功散加减。药物组成：明党参 12g，白术 6g，茯苓 12g，炙甘草 3g，陈皮 5g，山药 15g，白扁豆 12g。患者继服 6 剂而痊愈。

按语：本案患者虽有心气、心阴两虚之证，但其根源为脾气不振，故治疗以调中益气为要务，此即李东垣"补土益火"之意。

（三）心肾不交案

患者，男，65 岁，2012 年 5 月 7 日初诊。患者近年来睡眠不佳，甚至彻夜难眠，头晕，食少，精神疲倦，四肢乏力，经多方诊治无效。舌脉象：脉细数有力，舌质绛，苔薄白。辨证：心肾不交，肝脾不和。治法：宁心补肾、平肝益脾。处方：茯神 12g，白芍 10g，枸杞子 12g，珍珠母 30g（先煎），法半夏 6g，山药 15g，夜交藤 10g，钩藤 10g（后下），五味子 3g，合欢皮 10g，远志 5g，柏子仁 10g。5 剂，水煎服，每日 1 剂。

2012 年 5 月 11 日二诊：患者症状有所改善。按前方加减：钩藤 10g（后下），天麻 12g，清半夏 6g，山药 15g，白术 6g，夜交藤 10g，合欢皮 12g，远志 5g，五味子 3g。继服 3 剂。

2012 年 5 月 15 日三诊：患者头晕、纳食好转，不寐仍未减轻，为心脾受损、营血不足所致。治法：以补益心脾、宁心安神为主。处方：党参片 24g，炙黄芪 18g，柏子仁 10g，当归身 6g，生地黄 12g，牡丹皮 10g，白芍 10g，枸杞子 12g，阿胶 18g（烊化），酸枣仁 10g，黄芩片 5g，山药 12g，炙甘草 5g，淮小麦 24g，红枣 8 枚，夜交藤 12g，合欢皮 10g，琥珀 6g。继服 3 剂。

2012 年 5 月 21 日四诊：患者睡眠有好转。前方中夜交藤增至 18g，合欢皮改为 6g。继服 3 剂。

2012 年 5 月 26 日五诊：患者睡眠显著好转，但仍感心烦。辨证：痰火扰心，肝胃不和。治法：泻火宁心、安神和胃。处方：十味温胆汤合酸枣仁汤、黄连阿胶鸡子黄汤、半夏秫米汤加减。药物组成：党参片 24g，竹茹 12g，枳壳 6g，茯神 15g，陈皮 5g，远志 5g，柏子仁 12g，知母 10g，酸枣仁 12g，五味子 3g，夜交藤 15g，合欢皮 15g，黄连片 6g，阿胶 18g（烊化），琥珀 6g，清半夏 6g，秫米 10g（包煎），鸡子黄 1 枚（冲服）。患者继服 5 剂后基本痊愈。

按语：本案患者为心肾不交、肝脾不和所致的不寐。肝脾不和则头晕、食少；心肾不交则睡眠不佳，甚则彻夜难眠；营血不足，心脾受损，胃中失和也可导致不寐，此即"胃不和则卧不安"。本案患者不寐多年，病因多端，病机复杂，故审证求因、审因论治尤为重要。陈师抓住"心肾不交，肝脾不和"的主要矛盾，施以十味温胆汤、酸枣仁汤、黄连阿胶鸡子黄汤、半夏秫米汤四方而收功。正如《素问·异法方宜论》所言："杂合以治，各得其所宜，故治所以异而病皆愈者，得病之情，知治之大体也。"

（四）肝血不足案

患者，女，32 岁，2012 年 6 月 6 日初诊。患者近半年来经常烦躁不寐，夜梦较多，现精神疲倦，四肢倦怠，纳食不香，伴有肢体水肿，舌质淡红，苔白，脉弦细数。辨证：肝血不足、肝脾不和。治法：养血安神、平肝和脾。处方：酸枣仁汤合半夏秫米汤加减。药物组成：酸枣仁12g，茯神12g，五味子3g，远志6g，合欢皮15g，知母10g，甘草片3g，清半夏6g，夜交藤15g，珍珠母30g（先煎），秫米10g（包煎）。5剂，水煎服，每日1剂。

2012年6月13日二诊：患者睡眠好转，仍以前方为基础治之。处方：酸枣仁15g，茯神12g，远志6g，川芎5g，夜交藤10g，合欢皮12g，五味子3g。继服5剂。方中川芎调畅气机、疏达肝气，与君药酸枣仁相配，酸收辛散并用，具有养血调肝之妙。

2012年6月19日三诊：患者不寐显著改善，偶有心悸不安。改以十味温胆汤加减治之。处方：党参片15g，酸枣仁12g，五味子3g，柏子仁12g，竹茹10g，枳壳6g，茯神15g，陈皮5g，清半夏6g，夜交藤12g，合欢皮10g，甘草片3g，秫米10g（包煎）。患者继服3剂后痊愈。

按语：本案患者属肝血不足、肝脾不和所致的不寐。肝藏血，血舍魂，肝血不足则魂不守舍，心失所养，出现虚烦不寐、心悸不安。《类证治裁·不寐》曰："思虑伤脾，脾血亏虚，经年不寐。"故治以酸枣仁汤为主配合半夏、秫米，既养血安神，又清热除烦，且能平肝和脾。又患者不寐日久，已现阴虚内热之象，故以十味温胆汤加减治之。

二、讨论

不寐是指睡眠发生或维持出现障碍，睡眠质量不能满足人体生理需要，进而影响生活及健康，轻者入睡困难，或睡眠表浅，或多梦易醒，或醒后不能再寐，甚者彻夜难眠。由于生活节奏加快，社会竞争激烈，工作紧张，夜生活丰富，生活作息紊乱，现代人经常处于紧张亢奋的状态中，所以不寐发病率呈现上升趋势。中医认为，心主神明，昼日彰而为寤，夜则藏而为寐，神主于心而藏于肾。神安于夜，夜主于肾。故夜寐而神安者，赖少阴肾之收藏；反之，肾不闭藏，则神难守舍，神不守舍则不寐。正如《景岳全书》所说："盖寐本乎阴，神其主也，神安则寐，神不安则不寐。"陈师认为不寐的主要病机是心、肝、脾、肾阴阳失调，气血失和，心神失养或心神被扰，故临床治疗应着重于调整脏腑气血阴阳，并在此基础上安神定志。不寐实证治宜疏肝解郁、降火涤痰、消导和中，虚证治宜益气养血、健脾益肾，虚实夹杂者治宜攻补兼施。另外，在药物治疗同时还应辅以心理治疗，疏导不寐患者心理情绪，并减少外界干扰。正如朱震亨《格致余论》所说："人心听命乎道心，而又能主之以静，何贼之有？"如此综合治疗，整体调理，不寐自能痊愈。

（本篇刊载于《中国中医药信息杂志》2014 年第 21 卷第 1 期）

陈树真冲击排石疗法治疗胆石症经验浅析

吕杭州，黄金格，宋俊友

　　胆石症又称胆结石，是指胆道系统包括胆囊和胆管内发生结石的疾病。胆石症的成因非常复杂，一般认为胆汁的理化因素改变、胆汁的淤积，以及胆道系统的感染是发病的主要因素。按结石发生部位不同，本病可分为胆囊结石、肝外胆管结石和肝内胆管结石；按结石所含成分不同，本病分为胆固醇结石、胆色素结石、混合型结石。本病的临床表现与结石的部位、大小相关，轻则出现上腹不适、隐痛、嗳气、腹胀等症状，重则出现胆绞痛、黄疸、发热寒战、白细胞增高等全身症状，甚至出现休克。手术治疗是治疗胆石症的主要手段，临床疗效普遍较为满意。但随着手术治疗的弊端逐渐显现，保胆治疗的呼声也越来越高。陈师认为，只有胆石症病情严重或症状持续加重，保守治疗不能排出结石时，才能考虑手术切除胆囊；患者的全身情况是排石成功的关键，若患者身强体健，胆道通畅无狭窄，胆囊功能良好，且结石小于 0.5cm，中医药治疗效果良好。

一、病因病机

中医没有胆石症的病名，按其临床表现可将其归于中医"胆胀""胁痛""腹痛""黄疸"等范畴。《灵枢·经脉》曰："胆足少阳之脉……是动则病口苦，善太息，心胁痛不能转侧。"《灵枢·胀论》曰："胆胀者，胁下痛胀，口中苦，善太息。"在《黄帝内经》时代，中医已认识到胆腑病可导致胁痛。《景岳全书》曰："胁痛之病，本属肝胆二经，以二经之脉皆循胁肋故也。"张景岳指出肝胆二经循于肋下，肝胆有病，可见胁肋疼痛。《济生方·胁痛评治》曰："夫胁痛之病……多因疲极、嗔怒、悲哀、烦恼、谋虑、惊扰，致伤肝脏。肝脏既伤，积气攻注，攻于左，则左胁痛；攻于右，则右胁痛；移逆两胁，则两胁俱痛。"严用和认为胁痛主要是由情志不遂、肝郁气滞所致。《丹溪心法·疸》曰："疸不用分其五，同是湿热。"朱震亨认为湿热是黄疸的主要原因。

陈师认为，情志失调、饮食失节、感受外邪等因素均能导致肝胆功能失调，气机升降失常，肝失疏泄，胆腑瘀滞，日久气郁、湿热、痰浊、瘀血内生，积于胆道，形成结石。结石为有形之物，存于胆囊不出，使胆腑不通；胆附于肝，经脉络属，功能相辅相成，互为表里，胆腑不通则影响肝脏疏泄功能。本病病位在肝胆，与脾胃功能失调密切相关。肝胆疏泄功能失常是本病的基本病机，肝郁气滞、湿热蕴结、痰瘀互阻、胆失和降为本病的病理变化。

二、治法方药

陈师认为胆石症为脏腑同病，治疗上强调肝胆同治，治胆必治肝。其采用取类比象方法创立了冲击排石疗法，即清源、蓄水、开闸、通利四法。

清源法，即通过清除胆汁中的絮状物或小结晶体以净化胆汁。胆汁成分的改变是导致胆石症的主要因素之一。随着人口老龄化和饮食结构的改变，胆固醇类结石已成为胆石症的主要类型。中医将"脂代谢紊乱"归于"气滞""湿热""痰湿""瘀血"等范畴。因此，清源法以疏肝解郁、清利湿热、化痰祛瘀为主，药物选择茵陈、蒲公英、金钱草、积雪草、溪黄草、郁金、虎杖等。蓄水法，即通过利胆的方法促进胆汁分泌。胆汁中胆固醇、胆红素过饱和是胆石形成的前提条件。蓄水法以疏肝健脾为主，可以促进胆汁酸分泌，降低胆汁中胆固醇、胆红素含量，促进胆结石溶解。药物选择香附、青皮、白芍、郁金、姜黄等。开闸法，即促进胆汁排泄。现代研究表明，胆石症患者胆囊的射胆分数明显低于正常人，其大多有胆囊排空功能障碍。开闸法以理气、活血、祛瘀为主，可以改善胆囊收缩功能，增强胆道动力，促进胆汁排空，使胆腑清静，排泌复康；瘀得以去，肝之疏泄条达，气机通畅，促进结石排出。药物选择柴胡、木香、枳壳、威灵仙、赤芍、王不留行等。通利法，即通导腑气。胆为六腑之一，六腑以通为用。通利法主要通过通导腑气，以协调十二指肠和胆道系统的运动功能，松弛胆道括约肌，促使结石排出。药物选择大黄、枳实、槟榔、芒硝等。

陈师强调，冲击排石四法相辅相成、相互为用，临证中应严格遵守辨证论治原则，将辨病、辨证相结合，根据患者影像学检查结果及病情所处阶段，因人、因时灵活遣方用药，方能效若桴鼓。

三、典型病例

患者，女，60岁，2013年4月20日初诊。患者1个月前突然出现上腹部剧烈疼痛，向右肩放射，伴发热（最高体温38.7℃）、恶心、呕吐，超声检查结果显示：胆囊内多发结石，最大0.6cm，胆囊炎。患者接受抗生素及对症治疗半个月后，热退，呕吐、恶心缓解。刻下症：右上腹阵发性绞痛，伴有脘腹胀闷，进食油腻食物尤甚，小便黄，大便秘结，舌质红，苔黄腻，脉弦滑。辨证：湿热内蕴，气血瘀阻。治法：清利湿热，行气化瘀。处方：大柴胡汤加减。药物组成：柴胡、茵陈、栀子、黄芩、青皮、木香、枳壳各10g，威灵仙20g，金钱草40g，蒲公英20g，大黄6g（后下）。5剂，水煎服。

二诊：患者服上方后，右上腹绞痛已减轻，脘腹胀闷已缓解，唯二便不调，舌脉如前，依前方加溪黄草 10g，再服 5 剂。三诊：患者服上方后，舌苔已退，小便正常。原方去茵陈、溪黄草，加王不留行 30g，再服 5 剂。四诊：患者述近两日上腹部疼痛较前剧烈，考虑为排石征兆，上方加槟榔 15g，芒硝 10g（冲服）。嘱患者大便时注意是否排石，结果发现黄豆大小结石 1 块，腹痛即止。

（本篇刊载于《中国中医药现代远程教育》2015 年第 13 卷第 8 期）

陈树真主任医师治疗阑尾周围脓肿临床经验

吕杭州，黄金格，宋俊友

阑尾周围脓肿是急性阑尾炎的严重并发症之一，多因急性阑尾炎发展迅速或诊治延误导致阑尾化脓或坏疽穿孔，进而被大网膜及周围肠管包裹、粘连，形成炎性包块。由于脓肿局部粘连、水肿，手术切除阑尾困难，且可能引起感染扩散、组织出血、肠腔穿孔等并发症，临床多趋向于保守治疗，即在对症治疗基础上使用抗生素。由于脓肿壁较厚，血供差，药物难以在局部达到有效杀菌浓度，保守治疗存在疗程长、见效慢、易复发等弊端。陈师诊治阑尾周围脓肿经验丰富，现将其临证思路及方法总结如下。

一、临证经验

阑尾周围脓肿属中医"肠痈"范畴，多因饮食不节，寒温失调，情志不遂，劳累过度，致肠腑血络损伤，瘀血凝滞，肠腑化热，瘀热互结，导致血败肉腐而成痈脓。陈师认为瘀热互结是阑尾周围脓肿的病理基础，应将清热解毒、活血化瘀贯穿疾病治疗始终。

陈师将阑尾周围脓肿分三期施治，即脓成初期、脓毒盛期、脓局限期。脓成初期症见转移性右下腹疼痛，呈跳痛或刺痛性质，或可触及包块，有压痛或反跳痛，发热，脘腹胀闷，恶心，大便秘结，舌红紫暗或有斑点，脉弦滑或弦紧。本期以热毒蕴结、气滞血瘀为主要病机，治以清热解毒、行气活血为主，重用大黄牡丹皮汤，酌加金银花、蒲公英、连翘、大血藤、败酱草、木香、枳壳、延胡索等以加强清热解毒、理气止痛之功。脓毒盛期症见腹痛剧烈，弥漫性压痛及反跳痛，恶寒或寒战，高热，烦渴欲饮，或有界限不清的包块，舌质红绛而干，苔黄厚干燥或黄厚腻，脉弦滑数，或洪大而数。本期以热毒壅盛、肉腐血败为主要病机，治以清热解毒、祛瘀排脓为主，方用大黄牡丹皮汤，热毒盛者合透脓散，湿邪盛者合红藤煎。脓局限期症见右下腹疼痛，可触及包块，压痛，低热或不发热，舌质红，苔薄黄，脉数。本期以余毒未尽、瘀热内阻为主要病机，治以解毒散结、消肿排脓为主，方用薏苡附子败酱散加减，酌加大血藤、冬瓜子、牡丹皮、玄参、浙贝母、牡蛎、三棱、莪术、皂角刺等以清热破瘀、软坚散结，促进包块吸收消散。

陈师强调，临床需严密观察患者在各个阶段的病情变化。脓成初期患者病情较轻，宜早期采取积极治疗，有望使患者炎症消退、脓液局限，直接进入脓局限期。脓毒盛期患者全身中毒症状明显，宜配合全身支持及对症治疗。若患者出现脓肿破裂致弥漫性腹膜炎或机械性肠梗阻征兆，应及时采取手术治疗。脓局限期患者中毒症状缓解，脓液局限，但病情迁延和复发成为此期治疗的难点。陈师指出，抗生素及清热解毒、凉血、泄热类中药均为寒凉之品，易耗伤阳气。若在本病早期大量应用此类药物可致机体阳气受损，热邪郁遏于里，肿块不易消散，导致久治不愈或反复发作。尤怡言："痞坚之处，必有伏阳。"陈师在此期重用附子，意在振奋阳气，温通经络，辛温散结以消肿散瘀，配伍薏苡仁、败酱草清热解毒、消痈排脓，并佐以破血消瘀、软坚散结之品，促进包块吸收消散。

二、注意事项

阑尾周围脓肿属于肠道炎症性疾病，故饮食调护非常重要。患者宜少食多餐，主要食用易消化的高营养（高热量、高蛋白、高维生素）、低脂肪的流质、软食，忌食生冷、辛辣等刺激性食物及易导致腹胀的牛奶、甜食等；注意饮食卫生，避免因肠道感染而加重病情；饭后切忌剧烈活动，保持大便通畅，以防复发。

三、典型病例

患者，女，37 岁，主因"右下腹疼痛、肿块 3 天"于 2012 年 5 月 16 日就诊。患者半年前出现右下腹疼痛、发热，在当地社区卫生室诊断为急性阑尾炎，接受抗感染及对症治疗半个月后症状消失。3 天前，患者突然出现右下腹阵发性疼痛，恶心，不欲饮食，发热（最高体温 37.8℃），便秘，并发现右下腹肿块。本院 B 超检查结果提示：阑尾区低回声包块，大小 5.6cm×3.4cm，考虑阑尾周围脓肿。舌红，苔薄黄，脉弦滑数。中医诊断：肠痈（脓成初期）。治法：清热解毒、行气活血。处方：大黄 12g，牡丹皮 10g，桃仁 10g，赤芍 10g，冬瓜子 15g，金银花 30g，蒲公英 30g，连翘 10g，青皮 10g，木香 10g，枳壳 10g，大血藤 15g，败酱草 30g，薏苡仁 30g，延胡索 15g。

患者服药 7 剂后腹痛症状基本消失，右下腹肿块缩小，局部压痛，体温 37.1℃，纳食二便尚可，舌淡红苔薄黄，脉弦滑。陈师考虑其余毒未尽，瘀热内阻，治以解毒散结、消肿排脓。处方：制附片 30g（先煎），薏苡仁 30g，败酱草 30g，桃仁 10g，牡丹皮 10g，青皮 10g，木香 10g，大血藤 15g，冬瓜子 15g，三棱 10g，浙贝母 10g，牡蛎 30g（先煎），皂角刺 10g。上方加减服用 15 剂后，患者复查超声肿块消失，继服 3 剂巩固疗效。陈师嘱其采取高营养、易消化饮食，饱餐后忌剧烈活动，保持大便通畅。随访 1 年未复发。

（本篇刊载于《中国中医药现代远程教育》2015 年第 13 卷第 4 期）

陈树真应用经方验案 4 则

高雪贞

一、肝着案

患者，女，58 岁，2013 年 3 月 26 日就诊。患者自觉左侧胁肋部憋胀不适 15 天，接受腹部超声、心电图、胸部 X 线检查等均未见明显异常，服用逍遥丸及疏肝理气中药后无明显效果。刻下症：左侧胁肋部憋胀不适，常欲以手敲打之，喜热怕凉，饮食、二便尚可，舌质暗淡，苔白，脉弦。中医诊断：肝着，肝失疏泄、经脉瘀滞证。治法：疏肝理气，活血通络。处方：旋覆花汤加味。药物组成：旋覆花 10g（包煎），茜草 10g，红花 10g，丝瓜络 10g，北柴胡 6g，瓜蒌 10g，青皮 10g，香附 10g，葱白两段。每日 1 剂，水煎服。患者服药 5 剂后症状明显好转。嘱继服 3 剂，以巩固疗效。

按语：《金匮要略·五脏风寒积聚病脉证并治》指出："肝着，其人常欲蹈其胸上，先未苦时，但欲饮热，旋覆花汤主之。"陈师认为，肝着是因肝脏疏泄失职，经脉气血瘀滞，着而不行所致的一种病证。症见胸胁痞闷，甚或胀痛、刺痛，若以手揉按或捶打则稍舒。本例所见与之恰合，故诊为肝着。治用旋覆花汤加味。《神农本草经》中载旋覆花"主结气胁下满"，可通肝络而行气；茜草活血化瘀；葱茎通阳散结；红花、丝瓜络、柴胡、瓜蒌、青皮、香附活血通络，疏肝理气。诸药相伍，气行血行，阳通瘀化，药证合拍，故收捷效。

二、热痹案

患者，女，38 岁，2013 年 10 月 17 日就诊。患者低热，自觉胸脘部灼热十余日，接受血常规、心电图、胃镜、胸部 X 线检查等未见明显异常，口服抗生素治疗无效。刻下症：自述胸脘部灼热，如抱火球感，伴有腹胀、便秘、心烦、纳呆，体温 37.5℃，舌质暗红，苔薄黄，脉滑数。中医诊断：热痞，中焦热结、气机不畅证。治法：清泄热邪。处方：大黄黄连泻心汤。药物组成：大黄 6g，黄芩片 6g，黄连片 5g。每日 1 剂，开水冲泡，代茶饮。患者服药 3 剂后烦热大减，腹胀、便秘已除，纳食可，体温 36.7℃，舌质红，苔薄黄，脉滑。嘱患者继服两剂以善后。

按语：《伤寒论》第 154 条云："心下痞，按之濡，其脉关上浮者，大黄黄连泻心汤主之。"条文中仅举一证一脉，但已概括热痞的病位、病性、病机，即无形邪热阻隔中焦脾胃。本案患者症见胸脘灼热，腹胀便秘，舌红，苔黄，脉滑数，辨证属中焦热结、气机不畅。患者病位、病性均与《伤寒论》中所述相同，故用大黄黄连泻心汤治之。陈师提示，《伤寒论》记载本方须以"麻沸汤二升渍之"，用药不取煎煮，而以开水浸泡，意在取其气、薄其味，使之利于清除上部无形邪热，而非泻下里实之用。

三、头汗案

患者，男，40 岁，2012 年 7 月 18 日就诊。患者头部多汗月余，未予重视，症状逐渐加重，影响日常工作生活。刻下症：头颈部汗出如洗，动则尤甚，颈部以下则无明显汗出，伴见头晕，便秘，舌质红，苔黄腻，脉滑。中医诊断：头汗，湿热蕴蒸证。治法：清热利湿。处方：茵陈蒿汤加味。药物组成：茵陈 10g，栀子 10g，大黄 10g，黄芩片 10g，桑叶 10g，浮小麦 30g，泽泻 10g，白术 10g，夏枯草 10g，竹叶 6g。每日 1 剂，水煎服。患者服药 5 剂，诸症全消。

按语：《伤寒论》第 236 条云："阳明病，发热汗出者，此为热越，不能发黄也。但头汗出，身无汗，齐颈而还，小便不利，渴引水浆者，此为瘀热在里，身必发黄，茵陈蒿汤主之。"茵陈蒿汤为治疗黄疸的常用方。陈师认为，本案患者虽无黄疸，但据其脉证，可知亦属湿热为患。患者平素嗜好烟酒，湿热内蕴，加之天气炎热，内外合邪，热与湿合，湿遏热郁，胶结不解。湿热上蒸而不得外散，故头汗出而身无汗。治用茵陈蒿汤，辅以黄芩、竹叶、泽泻、白术、夏枯草等助其清热利湿、清利头目；桑叶、浮小麦以敛汗。湿祛热清，气机通畅，诸症自愈。

四、头痛案

患者，男，49岁，2013年5月17日就诊。患者阵发性头顶部憋胀疼痛十余日，痛时恶心欲吐，接受头颅 CT、胃镜、肝功能等检查均未见明显异常，服多种中西药物治疗无效。患者既往有原发性高血压病史5年，平素服用复方利血平片1片，每日3次，血压控制在 130/80mmHg（1mmHg ≈ 0.133kPa）左右。刻下症：阵发性头顶部胀痛，痛时呕吐白色涎沫，血压 140/90mmHg，舌质暗淡，苔白腻，脉沉弦细。中医诊断：头痛，肝胃虚寒、浊阴上逆证。治法：温肝暖胃，散寒降浊。处方：吴茱萸汤。药物组成：吴茱萸9g，党参片10g，生姜3片，大枣3枚。每日1剂，水煎服。患者服药4剂，诸症悉除，血压亦恢复正常。

按语：吴茱萸汤在《伤寒论》中可治疗阳明呕吐、少阴吐利、厥阴头痛诸症。《伤寒论》第378条曰："干呕，吐涎沫，头痛者，吴茱萸汤主之。"本条所述即肝寒犯胃、浊阴上逆所致头痛的证治。肝脉与督脉会于颠顶，肝经寒邪循经脉上冲，故见头顶作痛；肝寒犯胃，胃阳不布，浊阴上逆，故见呕吐涎沫。本案患者症见头顶憋胀疼痛，痛时呕吐涎沫，舌暗淡，苔白腻，脉沉弦细，陈师认为其病证恰与《伤寒论》第378条相符，故用吴茱萸汤原方治疗。方中吴茱萸、生姜温肝暖胃，散寒降逆止呕；党参、大枣补益中气。标本兼治，方证相应，药到病除。

五、小结

陈师常告诫笔者，应用经方治病必须熟谙经典，深刻理解经文的内涵，掌握辨证的重点、要点并熟记于心。临证贵在认证，辨证思路要清晰，反应要敏捷，不为错综变化的乱局所迷、假象所惑，先其所因，伏其所主，方能一箭中的，取桴鼓之效。

（本篇刊载于《河北中医》2015年第37卷第2期）

主要学术继承人简介

董润之，男，主任中医师，现任河北省邢台市人民医院中医科主任，被评为首届河北省"白求恩式好医生"、第三批河北省优秀中医临床人才、河北省中医药大学"扁鹊计划"师承导师、第二届邢台市名中医、《环球中医药》杂志论文评审专家。

米庆海，男，主任中医师，现任河北省临城县人民医院中医科主任，被评为第四批全国中医临床优秀人才、第三批河北省优秀中医临床人才、第三批河北省老中医药专家学术经验继承人、第二届邢台市名中医、临城名医、临城县人民医院十佳知名医生。

张增建，男，主任中医师，现任河北省邢台市中医医院内分泌科主任，被评为河北省名中医、首届燕赵中青年知名医学专家、首届邢台市名中医，曾在国家级、省级期刊发表学术论文 30 余篇，出版学术著作 2 部，主持科研课题获省、市级科学技术进步奖 6 项。

周奎龙，男，主任中医师，现任河北省邢台市人民医院中医科副主任，被评为第五批河北省优秀中医临床人才、首届邢台市青年名中医，发表 SCI 论文 3 篇、中文核心期刊论文 40 余篇，主持科研课题获省、市级科学技术进步奖 6 项。

吕杭州，男，主任中医师，现任华北医疗健康集团邢台总医院康复科主任，被评为第五批全国老中医药专家学术经验传承人，第二届邢台市名中医，主要从事四肢骨折术后关节功能障碍、脊柱脊髓损伤、脑卒中等疾病的临床、科研工作。

高雪贞，女，副主任医师，就职于邢台医学院第二附属医院中医科，现从事中西医结合康复治疗工作，擅长运用中药、针灸结合现代康复治疗技术综合治疗脑血管病及其后遗症，临床治疗高血压病、冠心病、糖尿病等内科疾病经验丰富。

附 录

大医精诚

——陈树真同志事迹材料

在几十年的医学生涯中，陈树真始终恪守"大医精诚"的古训，把诚信作为做人的根本、行医的准则。他相信诚信是良知的规范，是道德的写照，是对患者的关爱。他用自己的行动，践行着"大医精诚"的誓言。

一、救死扶伤，全心全意为患者服务

陈树真出身于中医世家，其家族中代有名医。他幼承庭训，酷爱中医，加之天赋聪颖，思维敏捷，悟性较高，曾授业于河北省著名老中医贾卜斋主任中医师，深得其传。在邢台市人民医院工作期间，他被医院先后选送到原天津中医学院、原重庆市中医研究所深造，得到多位中医名家的指点，逐渐形成了自己独特的治疗风格。

中医一般给人的印象是慢郎中。陈树真偏偏选中危急重症作为突破点，多次组织抢救有机磷中毒、脑出血、消化道出血、肝昏迷、各种原因引起的休克、冠心病、急慢性心力衰竭、肾衰竭、肺性脑病、静脉炎、脉管炎、流行性出血热、高热、胆石症、胆道梗阻等危急重症，把一个个濒临死亡的患者成功地抢救回来。

1997 年，邢台市总工会老干部刘某患急性心肌梗死合并心力衰竭，经治疗后心力衰竭被纠正、心肌梗死症状缓解，但突然出现呕血、便血，频繁而多，导致失血性休克。当时正是除夕，陈树真接到科室电话后，很快赶到病房组织抢救，给予扩容、止血等方法。由于方法得当、措施有力，患者最终转危为安。原任县人民法院孔某之母患脑梗死合并脑出血，入院后昏迷不醒，病情危重，家属焦急万分。由于这两种疾病的治疗思路相反，如何把握用药的分寸是临床难题。陈树真凭借多年的临床经验，缓急兼顾，密切监控病情，精心抢救，患者很快度过了危险期。经过进一步治疗，患者未留下任何后遗症，肢体功能恢复正常，家属感激不尽。经过他治疗的人都说："陈主任看病是用'心'在看，因为他交给患者的是真心、诚心和爱心。"

疑难病症是长期困扰患者的顽固性病症。陈树真凭着高深的医学造诣和扎实的中医理论，辨证施治，为患者解决了一个个难题。内丘县南宋村赵某患肾病综合征，多次住院接受治疗，但其对激素、免疫抑制剂均不敏感，病情日渐加重，家中钱财耗尽，身心受到严重创伤。这时，他慕名来到邢台市人民医院中医科，求诊于陈树真。陈树真经过认真辨证，精心调理，患者很快康复，恢复自理能力，并能下地干活。患者李某怀孕 6 个月，持续高热八九天不退，且对多种药物过敏，住入中医科治疗。陈树真对其进行认真辨证，患者经服中药后高热很快消退。邢台市毕某患左下肢血栓性静脉炎，患肢高度肿胀、疼痛难忍，经陈树真研制的"通脉饮"药物治疗后，病情很快得以控制。邢台市牛某患肺癌并心包积液，积液增长迅速，胸闷憋气，不能平卧。经陈树真医治，患者心包积液明显减少，症状缓解，生活可自理，生活质量提高。

二、情系中医事业，勇攀科学高峰

陈树真有强烈的事业心和责任感，为中医事业献出一腔热血。他深信科技兴、事业兴，利用中医学这个宝库，把现代医学理论与高精尖的设备有机地结合起来，在医学研究这块沃土上辛勤耕耘，收获了丰硕成果。

胆石症、胆绞痛严重威胁着人们身体健康。为了攻克这一难题，陈树真刻苦钻研，翻阅了大量的中西医书籍，精心组方，反复进行临床试验，研制出了"胆乐康胶囊""胆舒煮散"。1992年，他主持的"胆舒煮散、胆乐康胶囊治疗胆系结石临床试验研究"获河北省科技进步三等奖。患者痊愈后对陈树真感激不尽，纷纷把排出的结石摆在陈树真面前，还在当地报纸上投稿表扬。河北省电视台、邢台市电视台还对这一科研成果进行了4次新闻报道。

功能性子宫出血给青春期、育龄期、更年期女性带来了很大的痛苦与麻烦。陈树真联合邢台市人民医院妇科王艳霞主任对这一课题进行了研究，在多种验方的基础上，研制出了"功血平口服液"，为功能性子宫出血患者提供了一种有效的药物。1997年，他主持的"功血平治疗功能性子宫出血临床试验研究"获邢台市科技进步一等奖。邢台市电厂李某患功能性子宫出血导致贫血，经功血平治疗后贫血很快得到纠正，病情痊愈。邢台市晋某患更年期功能性子宫出血，经多方治疗无效，服用功血平后很快痊愈，经随访未复发。邢台市李某患功能性子宫出血，多方求治效果不佳，口服功血平治疗5日后痊愈，遂在《牛城晚报》上登信致谢。

冠心病是临床常见的心血管危重症疾病之一，已成为威胁人类健康的主要杀手。为了攻克这一难题，陈树真和邢台市人民医院心血管内科联合研制出了"心泰胶囊"。"心泰胶囊治疗冠心病心绞痛临床试验研究"这一科研项目被河北省科学技术委员会列为指令性项目，现在正在研究试验中。心泰胶囊治疗冠心病心绞痛疗效显著，服用药物的患者均对该药给予了很高的评价。

三、坚持原则，不谋私利，敢于向不正之风做斗争

唐代著名医学家孙思邈在《大医精诚》中说："凡大医治病，必当安神定志，无欲无求，先发大慈恻隐之心，誓愿普救含灵之苦。"医界历来是一片净土，"不为良医，便为良相"曾是仁人志士的座右铭。

陈树真要求中医科工作人员洁身自律，恪尽职守，维护医学的圣洁和尊严，树立医道精湛、医德高尚、救死扶伤、奉献社会的理想信念，坚持以患者为中心，不断提高医疗服务水平，为广大患者提供优质服务。他带头承诺：保证医疗服务和药品的价格透明，严格执行物价政策；尊重患者人格，尊重患者知情同意权；确因病情需要使用贵重药品或大型检查，要事先征得患者的同意；坚持文明服务，微笑服务；承诺杜绝红包，杜绝开单提成、处方回扣，杜绝乱收费。为了减轻患者的经济负担，陈树真坚持每天认真查房，从不间断，进而把握患者的整个治疗环节。他要求医生合理选药，能用便宜的不用贵的，能用简单的不用复杂的，因此近几年中医科是邢台市人民医院药费比例最低的科室之一。

清清楚楚看病、明明白白付费是每个患者的基本诉求。对此，中医科规范了一系列制度。患者入院3天内，医疗小组人员会向患者及家属介绍疾病的诊断情况、治疗方案、用药结构、费用情况等，及时与患者或家属进行沟通，保障患者的知情权和选择权。如果患者病情改变，需要调整治疗方案，医生将及时告知患者及家属。住院患者实行一日清单制，使每一位住院患者都能明明白白地就医、付费。

陈树真告诫科室人员，为医一定要讲诚信，一是一，二是二，不能夸海口，不能将三分成绩说成十分，不能将八分疗效说成十二分，要对患者负责，对领导负责，对社会负责，不给医疗纠纷埋下伏笔。现在人们对医疗服务质量要求越来越高，对医院和医生的期望值很高。如果医生讲话不负责任，怎能避免医疗纠纷？陈树真从医近40年，没有发生一起医疗纠纷，他带领的中医科也从无医疗纠纷。

四、谦虚谨慎，严格要求自己

在长期的临床工作中，陈树真从不计较个人得失，有求必应，有患必到，处处以身作则，给中医科全体工作人员树立了榜样。他自己心脏不好，妻子患病，但从不耽误给患者看病。他说："为患者服务是我最大的乐趣和愿望。"

前些年，陈树真因过度劳累导致心脏病发作，频发心绞痛，胸闷气短，有一次晕倒在工作岗位上，被科里同事抬去急救。病情刚有好转，他就一边打吊瓶，一边开始给前来看病的患者号脉。孩子埋怨他，说他是工作狂；科里同事不忍心看他如此操劳，都劝他回去好好休息。他却说："我在家躺不住，不能丢下我的患者不管啊。我与其在家，左一个、右一个地接找我的电话，不如在岗位上。这样患者找我要方便些。"去年，陈树真的老伴儿两次因气胸住院，但他没有耽误过一天工作。

2003年春，在抗击"非典"的战斗中，陈树真成为邢台市专家组成员。他不畏病魔，随叫随到，夜以继日，足迹遍及邢台各县市，会诊无数发热患者。针对老百姓的恐慌心理，以及疯狂抢购中成药和中草药的社会现象，他在百忙之中，夜以继日地撰写科普文章，配合电视台宣讲科普知识，指出"非典"可防可治，要科学、理智地认识"非典"，展示了一个医学专家求真务实的科学态度。

（本文在 2004 年于《邢台日报》发表）